Max von Pettenkofer

Verbreitungsart der Cholera in Indien

Ergebnisse der neuesten aetiologischen Untersuchungen in Indien

Max von Pettenkofer

Verbreitungsart der Cholera in Indien
Ergebnisse der neuesten aetiologischen Untersuchungen in Indien

ISBN/EAN: 9783743440012

Hergestellt in Europa, USA, Kanada, Australien, Japan

Cover: Foto ©berggeist007 / pixelio.de

Manufactured and distributed by brebook publishing software
(www.brebook.com)

Max von Pettenkofer

Verbreitungsart der Cholera in Indien

VERBREITUNGSART

DER

CHOLERA IN INDIEN.

ERGEBNISSE DER

NEUESTEN AETIOLOGISCHEN UNTERSUCHUNGEN

IN INDIEN.

VON

Dr. med. MAX v. PETTENKOFER,

Professor der Hygiene an der Universität München.

NEBST EINEM ATLAS VON 16 TAFELN.

BRAUNSCHWEIG,

DRUCK UND VERLAG VON FRIEDRICH VIEWEG UND SOHN.

1871.

ZUEIGNUNG

AN

JOHN SIMON

MEDICAL OFFICER OF THE PRIVY COUNCIL

IN LONDON.

Wenn ich mir erlaube, Ihnen, hochverehrter Herr, die folgenden Blätter über die Verbreitungsart der Cholera in Indien zu widmen, so geschieht es in aufrichtiger Anerkennung alles dessen, was Sie für das Studium nicht nur dieser Volkskrankheit, sondern auch was Sie überhaupt für die Begründung und das Gedeihen der öffentlichen Gesundheitspflege in Europa gethan und angeregt haben. Mögen Sie in dieser segensreichen Richtung noch lange und ungehindert wirken.

München, den 1. Mai 1871.

Max v. Pettenkofer.

INHALT.

Einleitung 1
Erster Abschnitt. Alter der Cholera in Indien 6
Zweiter Abschnitt. Oertliche Ausbreitung der Cholera in Indien . . . 10
Dritter Abschnitt. Zeitliches Auftreten der Cholera in Indien 17
Vierter Abschnitt. Einfluss des Verkehres auf die Ausbreitung der Cholera-
    epidemieen in Indien 22
Fünfter Abschnitt. Quarantäne 41
Sechster Abschnitt. Desinfection 44
Siebenter Abschnitt. Abtritte 46
Achter Abschnitt. Trinkwasser 47
Neunter Abschnitt. Incubation 53
Zehnter Abschnitt. Ortsveränderung 56
Elfter Abschnitt. Cholera auf Schiffen 66
Zwölfter Abschnitt. Individuelle Disposition 72
Dreizehnter Abschnitt. Oertliche Lage und Bodenbeschaffenheit 76
Vierzehnter Abschnitt. Zeitliche Disposition und Grundwasser 85
Funfzehnter Abschnitt. Schluss 98

EINLEITUNG.

Ein Vergleich der Anzahl und Bedeutung der Schriften, welche über die Cholera in ihrem Heimathlande zu verschiedenen Zeiten, theils in Ostindien selbst, theils in Europa erschienen sind, zeigt auffallende Unterschiede. Obschon die Krankheit dort in gewissen Bezirken von jeher heimisch war und auch zeitweise darüber hinaus sich epidemisch verbreitete; obschon Epidemien unter europäischen und eingeborenen Truppen dort zeitweise von jeher vorgekommen sind, so hat die Cholera früher doch noch nie eine solche wissenschaftliche Beachtung und literarische Verwerthung gefunden, als nach dem Jahr 1817, nachdem jene Armee befallen worden war, welche unter dem Oberbefehle des Marquis von Hastings stand. Durch die Berichte von Jameson darüber [1]) wurde die Cholera erst eigentlich näher bekannt in Europa.

Nach den Berichten von Jameson erschien in Indien wenig mehr, was besondere Aufmerksamkeit erregt hätte, obschon manches werthvolle darunter ist, was in Calcutta, Madras und Bombay gedruckt wurde [2]).

---

[1]) Report on the Epidemic Cholera Morbus, as it visited the territories subject to the Presidency of Bengal. By James Jameson. Calcutta 1820.

[2]) 1. A concise narrative of facts connected with the disease which occurred in the districts of Jessore. By R. Tytler. Calcutta 1817.

    2. Scott's Report on Cholera. Madras 1822 and 1824.

Als die Epidemie das erste Mal (1830) in Europa einrückte, hätte man denken sollen, dass gleich die erste Frage gewesen wäre, wie sich wohl die Krankheit in ihrer Heimath verhält und von jeher· verhalten hat, dass man sofort angefangen hätte, sie dort sorgfältig zu studiren und studiren zu lassen; aber nein! Das Einbrechen der Cholera in Europa hat die wissenschaftliche Aufmerksamkeit von Indien mehr ab-, als hingelenkt. Es erschien wohl in Europa eine wahre Sündfluth von Schriften über die Cholera, deren Verfasser aber glaubten, vom Verhalten der Krankheit in Indien wäre nichts zu wissen nothwendig; es sei nur gut, dass sich die Krankheit endlich nach Europa unter civilisirte Aerzte verirrt habe; hier würde ihr die Maske bald abgerissen und die Entlarvte schmählich wieder in die Grenzen Indiens zurückgewiesen werden. Man wollte damals bei uns weniger damit beginnen, die Aetiologie der Krankheit zu studiren, als schnell Mittel finden, sie entweder sicher, rasch und gefahrlos zu heilen, oder ihrer Ausbreitung auf andere Art Stillstand zu gebieten. Das medicinische Selbstbewusstsein der damaligen Zeit ging bis zur Dünkelhaftigkeit, erst durch Aufnahme von mehr und mehr streng naturwissenschaftlichen Ideen ist die Medicin wieder die bescheidene Wissenschaft unserer Tage geworden.

Seit 1865 hat man sich mehr und mehr wieder auch mit der Cholera in Indien beschäftigt und in den beiden letzten Jahren sehr ernstlich. Die wissenschaftlichen Interessen, welche sich an die Cholera knüpfen, sind natürlich stets die gleichen geblieben; die zeitweise so ungleiche wissenschaftliche Thätigkeit, die auf sie verwendet wurde, muss daher von äusseren Umständen abgehangen haben, von denen namentlich zwei wohl immer maassgebend gewesen sein mögen, erstlich ob sich gerade tüchtige, wissenschaftliche Kräfte vorfanden, welche in dieser Richtung arbeiten wollten, und dann, in welchem Maasse die politisch herrschenden Kreise sich eben dafür interessirten, und zu solchen Arbeiten ermunterten oder selbst Aufträge gaben. Angebot und Nachfrage stehen auch hier in lebendiger Wechselwirkung und bestimmen,

---

3. A treatise on the Epidemic Cholera. By F. Corbyn. Calcutta 1832.
4. Proceedings of the Bengal Medical Board.
5. Essays on the origin and progress of Cholera. By T. Bankier. Madras 1835.
6. Transactions of the Medical and Physical Society of Bombay.
7. Bombay Medical Journal.
8. Dr. John Murray's Reports on Cholera. Seit 1850.

wie überall, die Lebhaftigkeit des Marktes. Mir ist gar nicht un-
wahrscheinlich, dass 1817 der Marquis von Hastings ebenso wie
Jameson nothwendig war, damit Letzterer seine vortrefflichen
Choleraberichte schrieb, gleichwie ohne die vorausgegangene inter-
nationale Choleraconferenz in Constantinopel, an welcher alle
europäischen, maritimen Mächte theilnahmen, die gar nicht
officielle Choleraconferenz 1867 in Weimar wahrscheinlich nicht
zu Stande gekommen wäre; ferner, dass die englische Regierung
1868 auf den Antrag einsichtsvoller Männer hin erst den Ent-
schluss fassen musste, zwei junge Aerzte ausschliesslich nur zum
Zwecke der Erforschung der Ursachen der Cholera nach Indien
zu expediren, um auch dort der Erörterung der Cholerafrage wieder neues und so fruchtbares Leben zu verleihen. Wer die poli-
tische Gewalt in der Hand hat, kann viel Gutes und viel Schlim-
mes in Bewegung setzen und zum Stillstand bringen.

Seit der Choleraconferenz in Constantinopel ist viel werthvolles über die Cholera in Indien erschienen. Ich habe mit Freu-
den das kleine Buch des früheren General-Inspectors der Hospi-
täler der Bengal-Armee, Dr. John Macpherson, Cholera in its
home [1]), begrüsst, welches 1866 erschien und mir den ersten summarischen Nachweis über die Frequenz der Choleratodesfälle in
Calcutta nach Monaten aus 26 Jahren brachte. Diese einzige
grosse Thatsache hat auf mich schon mächtigen Eindruck gemacht; ich habe lebhaft empfunden, dass die Gesetze der Verbreitung in Indien keine anderen sein können, als ausser Indien und
bei uns in Europa, dass aber entscheidende ätiologische Studien
in Indien viel leichter durchzuführen wären, als bei uns.

Später machte Macpherson die monatliche Cholerafrequenz
von mehreren Jahren in Bombay [2]) und Cornish die in Madras [3])
bekannt, worüber ich mich bei früheren Gelegenheiten schon ausgesprochen habe.

Im Jahr 1869 erschien zu Calcutta ein Bericht von Dr. John
Murray über die Behandlung der Cholera in Indien [4]), in welchen
auch manche ätiologische Gesichtspunkte verflochten sind, und im

---

[1]) Cholera in its home. By Dr. John Macpherson. London 1866.

[2]) Zeitschrift für Biologie. Band IV, p. 164.

[3]) On the seasonal praevalence of Cholera in Madras. By W. R. Cornish,
Med. Times 1868, Vol. I, p. 312.

[4]) Report on the Treatment of Epidemic Cholera. By John Murray.
Calcutta, June 1869.

selben Jahre kam der grosse Bericht von Dr. James L. Bryden [1]), welcher sich ausschliesslich mit der Verbreitungsart der
Cholera in Indien befasst und eine reiche Fundgrube von wichtigen, entscheidenden und höchst zahlreichen Thatsachen genannt
werden muss. Dieser Bericht ist ein Originalwerk ersten Ranges,
auf welches jeder künftige Versuch zu einer Begründung der
Aetiologie der Cholera wird Bezug nehmen müssen.

Im Jahr 1870 sind ausserdem noch fünf weitere Arbeiten
von Bedeutung erschienen, ein Werk von Dr. C. Macnamara [2]),
eine umfassende Monographie der asiatischen Cholera; dann der
sechste Jahresbericht des Sanitary Commissioner bei der Regierung
von Indien, Dr. Cuningham [3]), welcher sich ganz vorwaltend mit
der grossen Cholera-Epidemie des Jahres 1869 beschäftigt und
viele wichtige Thatsachen enthält. Diesem Berichte sind auch
die Untersuchungen der mikroskopischen Objecte in den Choleraausleerungen von T. R. Lewis [4]) beigegeben, einem der beiden
jungen Aerzte, welche von der englischen Regierung 1868 nach
Indien geschickt worden waren. Die Untersuchungen von Lewis
sind auch selbstständig erschienen. Ferner enthält der sechste
Jahresbericht des Sanitary Commissioner auch noch einen allgemeinen Ueberblick über die Cholera des Jahres 1869 von
Dr. J. Bryden, der sich seinem grossen Werke vom vorigen
Jahr anschliesst und gleichfalls wieder viele wichtige Thatsachen
und Gesichtspunkte aufführt. Endlich beschäftigt sich der zweite
Band des Verwaltungsberichtes über die Gefängnisse der Provinzen Niederbengalens für 1869, von Dr. Mount [5]), auch vielfach
mit Cholera und ihren ätiologischen Momenten. Dieser Bericht
enthält einige Beobachtungen über die Bewegungen des Grundwassers und die Cholerafrequenz in dem grossen Centralgefängniss in Alipore von Dr. Fawcus und eine sehr schlagende Thatsache über den Einfluss der Bodenbeschaffenheit in Rajmahal
von Dr. D. Cuningham, dem andern der jungen Aerzte,
welche die englische Regierung nach Indien geschickt, nicht

[1]) Epidemic Cholera in Bengal Presidency. By James Bryden. Calcutta 1869.

[2]) A treatise on Asiatic Cholera. By C. Macnamara. London 1870.

[3]) Sixth annual (1869) Report of the Sanitary Commissioner with the
Government of India. Calcutta 1870.

[4]) Sixth Report, p. 125.

[5]) Administration Report of the Jails, of the lower Provinces 1869.
Vol. II. By F. J. Mouat. Calcutta 1870.

zu verwechseln mit dem gleichnamigen Sanitary Commissioner
J. M. Cuningham.

Ich will in Folgendem nun versuchen, aus diesen neuesten
Arbeiten und Untersuchungen kurz herauszuheben, was mir am
wichtigsten erscheint, sowohl in Bezug auf den künftigen Gang
der Forschungen, als auch in Bezug auf die schon jetzt zu ziehen-
den praktischen Consequenzen.

Alter der Cholera in Indien.

————

Die Frage nach dem Alter der Cholera in Indien hat nicht nur ein historisches und allgemein wissenschaftliches Interesse, sondern für die Aetiologie der Krankheit und ihre Erforschung auch eine unmittelbare, ja selbst fundamentale Bedeutung; denn man wird von vornherein zu ganz anderen Vorstellungen gezwungen und nach ganz anderen Richtungen hin gedrängt werden, wenn man weiss, dass die Cholera in Indien von jeher da war, und immer als die nämliche Krankheit erschien, welche sie noch heutzutage ist, dass sie aber erst seit einer gewissen Zeit öfter und weiter über ihr endemisches Gebiet auszuwandern begann, als wenn sich herausstellen würde, dass die Cholera als epidemische Krankheit erst in diesem Jahrhunderte wenige Jahre vor ihrer ersten Auswanderung nach Europa in Ostindien neu entstanden wäre.

Man begegnet noch oft der Meinung, die Cholera sei als epidemische Krankheit auch in Indien erst seit 1817 bekannt. Schon Hirsch hat diese Ansicht [1] als irrig erwiesen. Macpherson hat in einem ausgezeichneten Vortrage, den er vor der Epidemiologischen Gesellschaft von London [2] am ersten April 1867 ge-

---

[1] Handbuch der historisch geographischen Pathologie von Dr. August Hirsch. Bd. I, S. 112.

[2] Cholera in the east, from the commencement of european connection with it. By John Macpherson M. D. Inspector General of Hospitals H. M. Bengal Army (Retired) Author of Cholera in its. Home. London 1869. J. Richards.

halten, neuerdings überzeugend nachgewiesen, dass die ersten Europäer, welche nach Indien kamen, die Portugiesen, die Cholera dort bereits als eine einheimische, zeitweis epidemisch auftretende Krankheit vorgefunden haben. In einem Anhange zu seinem Vortrage hat Macpherson nicht weniger als 42 Notizen chronologisch zusammengestellt, in denen von 1503 anfangend bis zu 1817 der Cholera an verschiedenen Orten in Indien Erwähnung geschieht, theils unter dem Namen Cholera, Cholera Morbus, theils Morschi, Mordeshin, oder daraus, von einem Franzosen verhunzt, Mort de Chien. Die erste Nachricht über eine grosse Choleraepidemie, welche die Portugiesen in Goa mitmachten, stammt aus dem Jahr 1543.

Die Angaben Macnamara's über das Alter der Cholera stimmen mit denen von Macpherson völlig überein, und er erwähnt, dass die Cholera in Indien schon lange vor der christlichen Zeitrechnung bekannt war. Der indische Aesculap Chararka, welcher nach dem Glauben der Hindus unmittelbar vom Gotte Dhawantari unterrichtet wurde, und dessen Schüler Susruta, welche Jahrhunderte vor Christus in den nordwestlichen Provinzen lebten und wirkten, haben die Cholera schon unzweifelhaft beschrieben, vom Beginne der Krankheit mit Abweichen und Erbrechen bis zum Blauwerden der Lippen und Nägel im Kältestadium und zur vox cholerica[1]).

Ueber die Bezeichnung der Cholera im Sanskrit und anderen indischen Sprachen hat mir unser berühmter Sanskritphilologe und Linguist Martin Haug sehr bestimmten Aufschluss gegeben. Die Sanskritschriften der altindischen Aerzte benennen die Cholera hauptsächlich mit drei Namen, welche die drei Hauptstadien der Krankheit bezeichnen[2]).

a. vishûjikâ, d. h. Brechen und Abweichen, also genau wie wir es im Deutschen ausdrücken mit Brechruhr.

b. alasikâ, bedeutet die Krämpfe, welche Ermattung, Starre herbeiführen.

---

[1]) S. Macnamara a. a. O. S. 2.

[2]) Die Schreibweise der vorkommenden indischen Namen ist nach den Angaben und Erläuterungen gewählt, welche Dr. Hermann v. Schlagintweit-Sakünlünsky in seinen indischen Reisen Bd. I, S. XXIII bis S. XXVIII gegeben hat: ch = tsch, j = dsch, sh = sch, z = weiches s, sonst die Vocale und Consonanten wie im Deutschen. Jedes mehrsilbige Wort hat Accent.

c. vilambikâ, heisst der Zusammenbruch, was man in der gegenwärtigen medicinischen Terminologie etwa mit collapsus ausdrückt.

Noch ein Ausdruck existirt im Sanskrit: dandâlasikâ, dessen Etymologie nicht klar ist [1]). Ausserdem werden die Choleraepidemien im Sanskrit auch mit dem Namen mahâmâri, das grosse Sterben (magna mors) bezeichnet.

Ueber die länger schon bekannte Bezeichnung der Cholera in Indien: mordeshin, mordshi, modshi, was die Franzosen in mort de chien verkehrt haben, hat mir Professor Haug mitgetheilt, dass das Wort ein mahrattisches sei, und auch Zusammenbruch, collapsus, bedeute. Es wird im Mahrattischen môdashi und môdavashi geschrieben und kommt von môdanê, zerbrechen, zusammenbrechen, sowohl im activen als passiven Sinne gebraucht. Der Buchstabe d mit Punkt bezeichnet einen unserer Sprache fremden Consonanten, der mahrattisch gesprochen zwischen d und r klingt, daher die verschiedene Schreibweise europäischer Autoren. Professor Haug, der während seines Aufenthaltes in Indien geläufig mahrattisch sprechen gelernt hat, glaubt, dass die europäischen Autoren von den Namen der Cholera in Indien den mahrattischen Ausdruck vorwaltend deshalb gebraucht haben, weil die Europäer (Portugiesen) die Cholera zuerst in Goa kennen lernten, wo noch heutzutage vorwaltend mahrattisch gesprochen wird.

Aus dem 17. und 18. Jahrhundert liegen zahlreiche Hinweisungen und Beschreibungen von zeitweise auftretenden grösseren Epidemien vor, namentlich unter Truppen. Der erste Bericht eines englischen Arztes über die Cholera in Indien ist von Dr. Paisly, geschrieben im Februar 1774 zu Madras. Paisly spricht von der Cholera als einer in Indien einheimischen epidemischen Krankheit.

Warum zu Jameson's Zeit, 1817, der Name Cholera vielen neu klang, und warum man namentlich in Europa vielfach glaubte, es handle sich um eine neue erst 1817 an den Ufern des Ganges entsprungene epidemische Krankheit, mag nach Macnamara davon herrühren, dass damals, vor dem Erscheinen der umfassenden Berichte Jameson's, theils überhaupt von solchen fern gelegenen

---

[1]) dandâ heisst Stock. Wenn alasikâ die Steife in Folge der Krämpfe bedeutet, so ist dandâlasikâ vielleicht nur eine ähnliche Steigerung des Ausdrucks, wie wir z. B. im Deutschen sagen: stocksteif, stockmüd, stocktaub. In der pathologischen Terminologie wird dieser Zustand etwa mit „asphyktisch" bezeichnet.

Dingen wenig die Rede war, theils auch davon, dass die ärztliche Schule der damaligen Zeit andere Namen als Cholera Morbus dafür gebrauchte. Neben dem von den Hindus gebrauchten mahrattischen Worte mordshi, dessen sich auch einige Aerzte bedienten, nannte man die Krankheit auch nur Krämpfe (Spasms 1782. Madras, Dr. Girdlstone[1]), oder Causis (1794 in Vellore), oft bezeichnete man die Krankheit bloss als „die gewöhnliche Epidemie der Jahreszeit" (1817 Dr. Tytler in Jessore). Man darf jetzt mit aller Bestimmtheit annehmen, dass die Choleraepidemien in Indien so alt, wie das dortige Menschengeschlecht oder die indische Cultur sind, dass die Krankheit früher nur sich weniger weit und weniger oft über die Grenzen von Indien hinaus verbreitete.

---

[1] Dr. Girdlstone veröffentlichte 1787 in London ein Werk, in dem die Cholera unter Spasmodic Affections of India aufgeführt und beschrieben wird. Macnamara, S. 6.

Oertliche Ausbreitung der Cholera in Indien.

Schon immer wusste man, dass die Cholera in Indien gewisse Gegenden und Orte besonders liebt, andere oft auffallend vermeidet, dass manche Orte fast alljährlich, andere hingegen erst in Zwischenräumen von vielen Jahren von Choleraepidemien heimgesucht werden. Schon immer dachte ich daran, wie lehrreich es sein müsste, ein richtiges Bild vor sich zu haben, in welcher Ausdehnung die einzelnen Theile von Indien sich zu verschiedenen Zeiten, in verschiedenen Jahren mit Choleraepidemien bedecken. Ich wusste, wie viel Belehrung und Anregung ich aus einer einmaligen genauen Darstellung des Verlaufes der Epidemie von 1854 in Baiern geschöpft hatte und man konnte dies bei der grossen Ausdehnung des indischen Reiches und der jährlichen Gegenwart der Cholera dorten nur in einem viel höheren Grade erwarten. Diesem wissenschaftlichen Bedürfniss hat nun Bryden durch seine Darstellung der örtlichen Ausbreitung der Choleraepidemien in der Präsidentschaft Bengalen von 1855 bis 1869 in einer ganz hervorragenden meisterhaften Weise genügt. Ich unterschreibe wörtlich, was Dr. Cuningham, der Sanitary Commissioner bei der Regierung in Indien, in seinem sechsten Jahresberichte, Seite 74, sagt: „Welche Ansichten immer man haben mag, die grossen Verdienste, welche Dr. Bryden durch seine Forschungen über die Krankheit sich erworben hat, müssen von jedem denkenden Beobachter anerkannt werden. Die Thatsachen allein schon, welche in diesem Werke enthalten sind, sind von grösster Wichtigkeit, und ob Dr. Bryden's Schlussfolgerungen als richtig zugestanden werden oder nicht, der unermüdliche Fleiss, mit dem er die Thatsachen gesammelt und die grosse Originalität des Denkens, welche sich durch seine Discussion derselben hindurchzieht, muss jedem auffallen, welcher den Bericht studirt hat."

Untersuchen wir, auf welcher thatsächlichen Grundlage das örtliche und zeitliche Bild von der Ausbreitung der Cholera in Indien ruht, welches Bryden entworfen hat. Um zu wissen, wo die Cholera sich zeigt und wo sie epidemisch auftritt, muss man zuverlässige Kenntniss von den einzelnen Cholerafällen erhalten. Die Statistik über Morbilität und Mortalität der Civilbevölkerung in dem höchst ausgedehnten indischen Reiche ist im Ganzen noch so mangelhaft, dass man vor grossen Täuschungen nicht sicher wäre, wenn man nur diese zur Grundlage hätte. Bryden hat daher in richtiger Würdigung dieses Umstandes andere Anhaltspunkte gesucht, welche, wenn auch viel weniger zahl- und umfangreich, aber dafür viel zuverlässiger sind. Durch das ganze indische Reich sind zwei Classen von Menschen vertheilt, über welche die Regierung stets genaue statistische Berichte anordnen und erhalten kann und auch schon seit einer längeren Reihe von Jahren regelmässig erhalten hat, und das sind die Soldaten und die Gefangenen. Die Garnisonen und Gefängnisse der Präsidentschaft Bengalen sind für Bryden die Hauptanhaltspunkte, zu bestimmen, wo und wann die Cholera epidemisch auftritt. Die Civilbevölkerung nimmt Bryden nur in zweiter Linie hie und da ergänzend in Betracht, so weit die Nachrichten darüber eben reichen, oder zugänglich und zuverlässig sind.

In Bryden's Hand ruhen nur die statistischen Thatsachen aus der Präsidentschaft Bengalen und Panjáb, die Vorkommnisse in den beiden anderen Präsidentschaften Madras und Bombay werden ihm nicht so genau bekannt sein, aber doch noch genau genug, um angeben zu können, wie weit die Epidemien über die nächsten Grenzen Bengalens hinausreichen. Es mag sein, dass er über manche Vorgänge in den nicht zu Bengalen gehörigen Theilen von Centralindien, an der Coromandel- und Malabarküste hie und da im einzelnen nicht hinreichend oder selbst falsch informirt ist, aber für das, was durch ein örtliches oder zeitliches Bild von der epidemischen Ausbreitung der Cholera festzustellen ist, genügt die Ausdehnung von Bengalen und Panjáb gewiss schon hinreichend.

Die Zahl der Garnisonen und Gefängnisse in diesen Theilen des Reiches ist gross. Um dem Leser eine Vorstellung von den Zahlen zu geben, welche Bryden zur Verfügung stehen, will ich beispielsweise aus zwei Jahren die summarischen Beträge der Garnisonen und Gefängnisse mittheilen.

Im Jahr 1858 befanden sich in Bengalen und im Panjáb:

Europäische Truppen in	46	Garnisonen	43 771	Mann
Eingeborene „	„	32 „	95 247	„
Gefangene . . . . in	128	Gefängnissen	48 681	Individuen.

Im Jahr 1868:

Europäische Truppen in	58	Garnisonen	31 560	Mann
Eingeborene „	„	80 „	55 125	„
Gefangene . . . . in	158	Gefängnissen	55 287	Individuen.

Ich habe diese beiden Jahre ausgewählt, weil gerade sie grosse Gegensätze in sich schliessen. 1858 dauerte noch in Folge der grossen indischen Empörung der Krieg, daher namentlich bei den eingeborenen Truppen die viel kleinere Anzahl von Garnisonen und doch die viel grössere Truppenzahl. In jedem Jahre sind übrigens die Zahlen hinreichend gross, um daraus schliessen zu können, was Bryden schliessen wollte.

Bryden nahm nun eine Karte jenes Theiles der indischen Halbinsel, auf welchem Bengalen und das Panjáb nebst den angrenzenden Gebieten ersichtlich ist, und bemerkte jedes Jahr auf einem solchen Exemplare die epidemische Verbreitung der Cholera, so weit sie sich in seinem statistischen Materiale kund gab. Auf den beifolgenden Tafeln sind diese Karten von Bryden in ähnlichem Maassstabe für die Jahre 1855 bis 1869 wiedergegeben. Das im Jahre von epidemisch ergriffenen Garnisonen und Gefängnissen eingeschlossene Gebiet wurde stets mit gleicher Farbe bedeckt. Damit soll nicht gesagt sein, dass auf der ganzen Fläche die Choleraepidemien gleichmässig verbreitet waren, sondern nur, dass in diesem Jahr innerhalb dieser Ausdehnung Epidemien vorkamen oder nicht. Diese Methode giebt allerdings nur ein unvollständiges rohes Bild des ganzen Vorganges, aber in gewisser Hinsicht doch ein wahres, richtiges und darum auch werthvolles Bild.

Es kann allerdings vorkommen, dass ein Ort mit einem Gefängniss oder einer Garnison eine Epidemie hat, ohne dass Soldaten oder Gefangene ergriffen werden, und ebenso kann es umgekehrt vorkommen; aber das wird immer nur eine seltene

Ausnahme sein und kann die provinziellen Grenzen einer weit verbreiteten Epidemie kaum verrücken. Ausserdem lässt sich aber gerade an solchen Orten durch die Garnisons- und Gefängnissärzte über den Zustand der Civilbevölkerung im nächsten Umkreise stets so viel mit aller Genauigkeit erheben, dass man wenigstens darüber nicht zweifelhaft sein wird, ob die Cholera in einer Gegend in einem Jahr epidemisch war oder nicht. Auf den beifolgenden Tafeln befindet sich 15 Mal dasselbe Stück von Indien, jedes Mal soweit mit Farbe bedeckt, als nach den eingegangenen Berichten die Cholera epidemisch sich zeigte. Nur der schraffirte Theil, welcher die Mündungen des Ganges und Brahmaputra umschliesst, ist jedes Jahr gefärbt, d. h. von Choleraepidemien heimgesucht worden, dieser schraffirte Theil stellt nach Bryden das endemische Gebiet der Cholera dar.

Ueber die äussersten Grenzlinien des von Bryden angenommenen endemischen Gebietes lässt sich natürlich streiten, sie liessen sich vielleicht enger und weiter ziehen, ja es liesse sich auch darüber discutiren, ob nicht auch noch in anderen Theilen Indiens die Cholera als endemisch angenommen werden muss, wie z. B. Macpherson neben Niederbengalen auch noch die Malabarküste und Malwa als endemische Choleragebiete bezeichnet hat; aber das entscheidet in vorliegendem Falle nichts, und für Bengalen und das Panjáb, welche das statistische Gebiet von Bryden ausmachen, liegt der endemische Bezirk jedenfalls innerhalb der schraffirten Stelle.

Bryden[1]) beschreibt diesen Bezirk folgendermaassen: „Diese Provinz besitzt ein Klima, welches ihr eigenthümlich ist und eine Bevölkerung, deren physisches Gepräge sich dem Klima angepasst zu haben scheint, und deren Krankheiten einen besondern Anblick gewähren, welcher dazu in Beziehung steht. Die ganze Gegend steht unter Einflüssen von der See her, es ist eine Gegend ewiger Feuchtigkeit, sowohl von der Drainage der eigenen umringenden Berge, sowie als Auslass der enormen Wassermassen, welche den Ganges und Brahmaputra bilden, welche die Fluthen Indiens von der Wasserscheide zwischen Jamna und Satlej und von einem grossen Theile Centralindiens, von den nördlichen und südlichen Abhängen des Himálaya und von den Bergländern zwischen Assam und dem Thale des Irrawaddy fortführen. Sie empfängt überdies die volle Kraft des Regenwindes, des Monsun,

[1]) a. a. O. p. 61.

ihr Regenfall (circa 70 englische Zoll im Jahre) ist doppelt so gross im Vergleich zu irgend einer andern Provinz der Präsidentschaft und in hohen Lagen in Cherra und Darjíling sind die Regenmengen fast unglaublich gross."

„Die Grundfeuchtigkeit (Grundwasser) findet sich immer einige Fuss oder Zoll von der Oberfläche, und es bedarf bloss des Wassers der Ueberschwemmung, welche vom Anschlagen des Monsun an die Berge herrührt, um grosse Strecken unter Wasser zu setzen, welche jedes Jahr so lange untergetaucht bleiben, bis das Aufhören des Monsuns und das Fallen der Flüsse ihnen wieder aufzutauchen gestattet. Es ist Thatsache, dass mit der Ueberschwemmung dieser Striche die Cholera verschwindet und mit ihrem Auftauchen aus dem Wasser, mit ihrem Wiedererscheinen auch die Cholera wieder auf dem angeschwemmten Boden und den unmittelbar anliegenden von ihr befallenen Districten erscheint. Es ist eine Gegend, welche ihre eigene Vegetation hat, u. s. w."

„Den Gegensatz zwischen den unteren und oberen Provinzen Indiens schildert Makinnon in folgenden Sätzen: „Die Winde, welche von der Bucht von Bengalen heraufwehen und in den unteren Provinzen vorherrschen, sind beträchtlich mit Feuchtigkeit gesättigt; der Regen fällt da im grossen Ueberfluss, etwa 70 Zoll im Jahre, der Boden ist angeschwemmt, tiefliegend und grösstentheils durchschnitten von verschiedenen Behältern für Wasser und mit Grün bedeckt; die Vegetation ist kräftig und üppig, und da die Sonnenstrahlen senkrecht auffallen, treffen sie mit grosser Kraft die Erde. Die Hitze wird durch die Nähe des Meeres gemildert. Fern im Nordwesten dagegen (z. B. im Panjáb) findet sich von alle dem das Gegentheil. Die Winde sind trocken und sengend, der Regenfall ist spärlich und weniger regelmässig (kaum 20 Zoll fallen an den Ufern des Satlej); der Boden ist weniger angeschwemmt und trockener und steiniger in seinem Wesen, die Sonnenstrahlen fallen mehr im Winkel auf, aber dies wird aufgewogen durch die spärliche Vegetation in den heissen Monaten und durch die Entfernung vom Meere."

Zwischen diesen beiden Extremen liegen naturgemäss die allmäligen Uebergänge. Bryden theilt sein Beobachtungsgebiet in mehrere natürliche Choleraprovinzen. Zunächst unterscheidet er zwischen dem endemischen und epidemischen Gebiete. Das ausserhalb des endemischen Gebietes liegende epidemische Gebiet theilt er wieder in einzelne Provinzen, die sich wesentlich nach ihrem

meteorologischen Charakter gruppiren, und diesen verlegt Bryden wesentlich in die grösseren oder geringeren Einflüsse des
Monsuns, d. h. der atmosphärischen Niederschläge. Wesentlich
theilt Bryden das epidemische Stromgebiet des Ganges in ein öst-
liches, welches vom endemischen Gebiete bis etwa zum 80.
Grad östlicher Länge reicht, und dann in ein westliches, was westlich vom 80. Längengrade bis zum Panjáb reicht. Das Panjáb
hält er dem westlichen epidemischen Gebiete sehr ähnlich, es
unterscheidet sich von diesem nur durch geringere Monsuneinflüsse, sobald aber diese den gehörigen Grad erreichten, verhält sich das Panjáb wie das östliche und westliche epidemische
Gangesgebiet.

Bryden nimmt die Zeit, oder diejenigen Jahre, wo die
Choleraepidemien sich wesentlich auf den endemischen und den
östlichen epidemischen Bezirk, wie z. B. im Jahr 1855, beschränken, und das übrige Bengalen ziemlich frei von Epidemien ist, als
Anfang oder Ausgangspunkt einer grösseren epidemischen Bewegung, und die Zeit, wo der östliche epidemische Bezirk von Epidemien frei wird, während sie noch im übrigen Reiche vorkommen, wie z. B. im Jahr 1858 als den Schluss einer solchen epidemischen Bewegung. In der That wiederholt sich ein solcher
Rhythmus in den vorliegenden 15 Jahren drei Mal. Die Bilder der
Jahre 1855, 1859 und 1863 sind sehr ähnlich, sie kehren in Ab-
ständen von vier Jahren jedes Mal wieder; dass dies aber höchstens eine Regel, und kein Gesetz sein kann, zeigen die Unregel-
mässigkeiten vom Jahr 1867 an, wo das Bild von 1855 wieder-
kehren sollte. Siehe die beifolgenden Tafeln.

Bryden stellt sich vor, als ob das endemische Becken zeitweis
gleichsam überschäume, und seine Cholerawogen (Cholera-waves)
über Indien ergiesse. Diese Ergüsse vermögen sich auch ausserhalb
des endemischen Beckens stellenweise für eine Zeit lang festzu-
setzen oder einzuwurzeln, ähnlich wie in diesem selbst, sie ver-
ursachen zu gewissen Zeiten Epidemien, verschwinden nach einigen Jahren aber doch wieder, und es müssen dann diese nicht
endemischen, sondern nur epidemischen Gebiete erst wieder von
einer neuen Cholerawelle getroffen werden, welche vom endemischen Becken ausgeht.

An einer anderen Stelle [1]) gebraucht Bryden den Vergleich
mit einem Heuschreckenschwarm, um ein Bild von der Verbrei-

---

[1]) Bryden I, p. 199.

tungsweise der Cholera zu geben. Bei dieser seiner Anschauungs-weise, der ich nicht im mindesten beipflichten kann, unterscheidet er auch in allen epidemischen Bezirken zwischen eingewanderter (invading) und wiederbelebter (revitalised) Cholera. Im östlichen Theil des epidemischen Gangesbezirkes ist die Cholera in den Jahren 1855, 1859 und 1863 eine von Osten neu eingewanderte Cholera. Dieser nämliche Theil zeigt nun auch in den Jahren 1856 und 1857 u. s. w. Choleraepidemien, das sind nun aber nach Bry-den nur zeitweise Wiederbelebungen der 1855 u. s. w. eingewan-derten Cholera. Erst im Jahr 1858 stirbt die in diesem District 1855 eingewanderte Cholera wieder aus, um 1859 neuerdings wie-der einzuwandern. Die Einwanderung soll nur mit dem Monsun, die Wiederbelebung kann auch ausser dieser Zeit erfolgen.

Nach dieser theoretischen Anschauung theilt Bryden die Epidemien von 1855 bis 1869 in vier Gruppen:

I. Epidemie von 1855 bis 1858
II.   „   „   1859 „ 1862
III. „   „   1863 „ 1866
IV.   „   „   1867 „ 1869.

Von jeder Theorie unabhängig hat Bryden gegen jede Ein-rede festgestellt, dass die Oertlichkeit einen wesentlichen Factor der Cholerafrequenz ausmacht, dass diese mit örtlichen Bedingun-gen in irgend einer Weise zusammenhängen muss, dass diese Be-dingungen aber ausserdem auch noch an gewisse Jahre gebunden sind, dass sie nur im endemischen Bezirke jedes Jahr gegeben sind, und in den ausserhalb gelegenen, sogenannten epidemischen Bezir-ken sich nur zeitweise einstellen, und dass nur zu solchen Zeiten die Cholera in epidemischer Form in diese Bezirke verpflanzt wer-den kann, zu einer anderen Zeit nicht.

Zeitliches Auftreten der Cholera in Indien.

In Bryden's Beschreibung von der geographischen und klimatischen Beschaffenheit des endemischen Cholerabezirkes ist bereits erwähnt worden, dass auch innerhalb dieses Bezirkes die Cholera ihre bestimmten Zeiten im Jahre habe. Es stimmt das ganz mit dem überein, was Macpherson [1]) über die Cholerafrequenz während 26 Jahren in Calcutta mitgetheilt hat, worüber ich mich bereits wiederholt [2]) ausgesprochen habe. Im endemischen Bezirke fällt das Maximum der Cholera in die heisse trockene Zeit (April) und das Minimum in die heisse nasse Zeit (August). Im Nordwesten von Indien, wo die Cholera nur zeitweise Epidemien macht, wo nach Bryden und Mackinnon gewisse klimatische Verhältnisse gerade das Gegentheil von denen in Niederbengalen sind, fällt das Maximum der Cholera auch gerade in die entgegengesetzte Zeit, nämlich in die nasse Zeit, in die Zeit des Regens. Bryden unterscheidet Frühlings- (Februar bis April) und Monsun- (Mitte Juni bis Ende September) Cholera, macht auch aufmerksam [3]), dass sich manchmal die Cholera auch gern in der kalten Jahreszeit zeigt (Ende October bis Januar). Es giebt Orte, welche vorwaltend Frühlingscholera, andere, welche vorwaltend Monsuncholera haben und auch solche, wo sie regelmässig zu bei-

[1]) a. a. O., p. 4.
[2]) Zeitschrift für Biologie, Bd. IV, S. 469.
[3]) Bryden I, p. 34.

den Zeiten auftritt. Man könnte Calcutta als typisch für die Frühlingscholera, Lahór, überhaupt das Panjáb für die Monsuncholera, Madras als typisch für Orte mit doppelter Cholerazeit im Jahre nehmen. Für Madras hat Cornish[1]) die monatlichen Cholerafälle von 10 Jahren mitgetheilt, wonach das erste Maximum in den Februar, das zweite schwächere in den September fällt. Ich komme auf diesen Gegenstand nochmals unter Abschnitt 14 zu sprechen.

In verschiedenen Jahren verschieben sich an ein und demselben Orte, sowohl im endemischen als epidemischen Gebiete, die Zeiten mehr oder weniger. Bryden vergleicht[2]) z. B. die Cholerafälle in der Gefängnissbevölkerung von Niederbengalen im Jahr 1865, einem sehr schwach epidemischen Jahre, mit der vom Jahr 1866, einem stark epidemischen Jahre. Es ergiebt sich

Jahr.	Zahl der Gefangenen.	Januar.	Februar.	März.	April.	Mai.	Juni.	Juli.	August.	Septbr.	October.	Novemb.	Decemb.
1865	14 598	5	7	26	106	34	27	9	16	10	69	37	3
1866	16 794	6	42	136	82	85	183	221	164	58	18	11	38

Man sieht daraus, wie in manchem Jahre der durchschnittliche Rhythmus stark abgeändert werden kann, so dass sich der des eigentlichen Bengalen dem des Panjáb annähern kann, wie es auch umgekehrt der Fall sein kann.

Im Jahre 1858 und 1867, wo die Cholera im Panjáb epidemisch war, zeigte sich unter der dortigen Gefängnissbevölkerung folgender Rhythmus:

Jahr.	Zahl der Gefangenen.	Januar.	Februar.	März.	April.	Mai.	Juni.	Juli.	August.	Septbr.	October.	Novemb.	Decemb.
1858	12 486	1	—	—	1	3	1	13	20	12	—	7	—
1867	10 506	—	—	—	—	22	21	17	11	5	—	—	—

---

[1]) On the seasonal prevalence of Cholera in Madras, Medical Times 1868. Vol. I, p. 312.
[2]) Bryden 1, p. 59.

Im Jahre 1858 spiegelt sich in der Gefangenenbevölkerung des Panjáb der durchschnittliche Rhythmus für diese Provinz, annähernd wie vorhin im Jahre 1865 in Niederbengalen der für diese Provinz eigenthümliche, und 1867 ist eine Abweichung von der Regel im Panjáb, wie 1866 von der in Niederbengalen.

Fragt man, was sowohl im endemischen, als auch in den epidemischen Bezirken das wesentlichste zeitliche Moment für die Cholera abgiebt, so antwortet Bryden mit aller Bestimmtheit: die Monsuneinflüsse. Bryden ist so fest davon überzeugt, dass er (S. 89) wörtlich sagt: „Ich brauche nicht länger dabei zu verweilen, dass die Cholera mit den Monsuneinflüssen geht, und dass eine Cholera, welche von einer trockenen Atmosphäre fest geankert ist, in Bewegung kommt, sobald das Fahrzeug für seine Fortschaffung (nämlich eine feuchte Atmosphäre) gegeben ist." Seite 51 erwähnt er: „Dem Zug des Monsuns folgend, welcher die westliche epidemische Abtheilung unserer Präsidentschaft beeinflusst, in einer Linie von Jagannáth (Purie) bis Lahór erstrecken sich die Zeitpunkte des Ausbruches sowohl der reproducirten als der einwandernden Cholera vom 20. Juni bis 7. August, stufenweise später werdend, wie man sich den Grenzen nähert, welche die Monsuneinflüsse im Nordwesten erreichen; für eine Provinz ist Ende Juni oder Anfang Juli die normale Zeit, in einer anderen herrscht die Cholera im Juli, in einer dritten im August. Wo der Monsun endet, dort endet die Epidemie des Jahres: im Jahre 1856 und 1861 war das in Lahór, im Jahre 1865 im Firózpur-Districte. Die Grenze des Monsuns ist geographisch von der nordwestlichen Wüste gesteckt, welche bei jeder Gelegenheit auch im Nordwesten die Grenze der Cholera ist, welche mit dem Monsun von Südosten her wandert."

Eine höchst wichtige und zeitweis wiederkehrende Thatsache ist, dass den Hungerjahren im Panjáb (1860/1861) cholerafreie, aber fast regenlose Zeiten vorhergehen, und dass die Hungerjahre in Niederbengalen (1866 [1]) von cholerareichen, aber regenarmen oder in Bezug auf Regenvertheilung abnormen Zeiten eingeleitet werden. Es ist interessant auf der Karte, welche die Choleraausbreitung im Jahre 1860 darstellt, das plötzliche Abbrechen der Epidemieen nördlich vom 28. Breitengrade zu gewahren. In diesem Jahre haben hier die Monsuns fast ganz geman-

[1]) Bryden (Orissa) p. 124.

2*

gelt, und es entstand die grosse Hungersnoth 1860/1861. Erst im Sommer 1861 kamen die Regen wieder und mit ihnen auch wieder die Cholera ins Panjáb.

Ganz ähnlich verhielt sich das Jahr 1868.

Ueber den vom Juni bis September wehenden Südwestmonsun hat Bryden eine Karte gegeben, welche in etwas verkleinertem Maassstabe gleichfalls bei den Tafeln nachzusehen ist.

Ziffer 1 bedeutet die Provinz des eigentlichen Südwestmonsuns;

    „ 2 die vom Bengalischen Meerbusen östlich liegende Provinz, welche gleichfalls von Südwest nach Nordost bestrichen wird;

    „ 3 die Provinz unmittelbar unter dem Einflusse des Bengalischen Meerbusens, bestrichen von Osten und Südosten, die Provinz der endemischen Cholera und die östliche Abtheilung der epidemischen Fläche umfassend;

    „ 4 die westliche Abtheilung der epidemischen Fläche, bevor die direct von Osten das Thal des Ganges und über Audh heraufkommenden Einflüsse aufhören;

Ziffer 4 zerfällt wieder in drei Theile:

a. den Strich, welcher z. B. in den Epidemieen von 1856 und 1861 von der westlichen Abtheilung der epidemischen Fläche in nördlicher Richtung befallen wird;

b. den Strich in nordwestlicher Ausdehnung;

c. den Strich in westlicher Ausdehnung;

Ziffer 5 die Provinz, welche ausserhalb primärer Monsuneinflüsse liegt, die nordwestliche Wüste und die Länder jenseits des Indus umfassend, welche nach Bryden nie von primärer Einwanderung erreicht werden.

Diese Nachweise von Bryden, einmal über die begrenzte örtliche und dann über die begrenzte zeitliche Vertheilung der Epidemieen müssen unabhängig von jeder Theorie als fundamentale Thatsachen anerkannt werden.

Dass als zeitliches Moment in Indien die Regenwinde, d. h. die Niederschläge, d. i. der Wechsel in der Durchfeuchtung des Bodens eine Hauptrolle spielen, kann nicht in Abrede gestellt werden. Es ist das Verdienst Bryden's, die thatsächliche Existenz einer örtlichen und zeitlichen Disposition für Cholera in Indien, welche schon aus den Mittheilungen Macpherson's hervorleuchtete, ganz unabhängig vom menschlichen Verkehr über allen Zweifel erhoben zu haben. Sehr habe ich bedauert, dass Bryden nicht, wie Macpherson, auch die Regenmengen von 1855 bis 1869 und ihre monatliche Vertheilung über die Präsidentschaft Bengalen in ähnlicher Weise wie die Vertheilung der Cholera zum Gegenstande seiner Erforschung gemacht hat.

Aus der exactesten und umfangreichsten Untersuchung über die Ausbreitung der Cholera in Indien, die je angestellt worden ist, kommt Bryden zu Schlüssen, welche den in Europa seit einer Reihe von Jahren herkömmlichen Vorstellungen ganz entgegen sind; man glaubt sich wieder in die Zeit der dreissiger Jahre dieses Jahrhunderts zurückversetzt, wo man auch nur zu bald überzeugt sein zu dürfen glaubte, dass die Cholera nicht durch den Verkehr verbreitet werde, weil sie an vielen Orten trotz ungehinderten Verkehres keine Wurzel fasste, und dass sie aus diesem Grunde auch überall, wo sie sich zeigt, autochthon als eine miasmatische Krankheit entstehe, weil sie nicht ähnlich den Pocken und der Syphilis, sondern ähnlich dem Wechselfieber war. Bryden ist durch seine zahlreichen, umfangreichen und langjährigen exacten Erhebungen über die Ausbreitung der Cholera in Indien so sehr Miasmatiker alten Styles geworden, dass er glaubt, die Verbreitung der Krankheit durch den menschlichen Verkehr, wenn auch in vereinzelten Fällen nicht unmöglich, habe im Grossen und Ganzen doch keine Bedeutung. Er sagt S. 207 seines Werkes: „Wenn ich so wie ich thue, die Lehren, welche ich in der ersten Abtheilung aufgestellt habe, wirklich für wesentliche Wahrheiten halte, bin ich geneigt, die Thatsachen einer behaupteten Contagion von meinem eigenen Standpunkte aus zu bezweifeln, und es mag sein, dass ich vielleicht meine Ansichten zu weit nach dem entgegengesetzten Extreme der Meinung treibe, welche den Menschen selber zum Fortpflanzer und Verbreiter der Cholera macht. In diesem Lande handeln wir schon lange in dem Glauben an die Uebertragbarkeit der Cholera in dieser Weise, und die gegen die Möglichkeit einer Infection aus dieser Quelle gebrauchten Vorsichtsmaassregeln sind so bis zum höchsten Grade ausgebildet, und doch ist es eine traurige Wahrheit, dass unsere Garnisonen und Regimenter der Cholera in ihrer schlimmsten Form gegenwärtig noch ebenso unterliegen, wie zu irgend einer Zeit in den letzten fünfzig Jahren, und dass die absolute Sterblichkeit im Zunehmen begriffen ist.“

Vierter Abschnitt.

Einfluss des Verkehres auf die Ausbreitung der Choleraepidemieen in Indien.

Der Ansicht Bryden's huldigen ziemlich viele Aerzte in Indien und halten die Verbreitung der Cholera durch die Atmosphäre selbst für unzweifelhafter, als durch den Verkehr; dies zu glauben, ist in Indien gewiss auch das nächstliegende, wo die Cholera viel deutlicher durch den Wechsel der Oertlichkeit und der Jahreszeit, als durch die Verkehrsverhältnisse bedingt erscheint. Nebenbei glaubt allerdings die Majorität trotz den schlagenden und unanfechtbaren Nachweisen Bryden's über die Nothwendigkeit der örtlichen und zeitlichen Disposition für Epidemieen auch noch daran, dass der Verkehr unter Umständen ein wirksamer und selbst nothwendiger Factor bei der Choleraverbreitung sein könnte, und Wenige verfallen gleich Bryden in den Fehler entgegengesetzter Richtung, zu glauben, mit einem einzigen Factor im Nothfall allein auch auskommen und alles erklären zu können. In Indien stehen sich die Miasmatiker und Contagionisten noch kämpfend gegenüber, was übrigens besser ist, als dass in Europa anfangs in den dreissiger Jahren die Miasmatiker, dann später in den fünfziger Jahren die Contagionisten die fast ausschliessliche Herrschaft erlangten, wodurch in jedem Falle die Forschung unaufhaltsam in falsche Richtungen gelangte, in denen sehr bald nichts mehr zu finden war und die geistige Arbeit erlahmen musste. Mit diesem unfruchtbaren Entweder — Oder von Miasma und Contagium hat man schon bald ein halbes Jahrhundert in

Europa vertragen, und es dürfte nicht mehr zu früh sein, einen anderen wissenschaftlichen Standpunkt zu suchen, welcher den Thatsachen besser passt, als diese alten Schulvorstellungen.

Von den Contagionisten in Indien ist Dr. Macnamara in diesem Jahre mit einem grösseren Werke über Cholera hervorgetreten, in der ausgesprochenen Absicht, den Ansichten Bryden's ein Gegengewicht zu schaffen. Ferner haben sich viele Aerzte einzeln in den Berichten von Murray (1869) und des Sanitary Commissioner Cuningham (1870) für den Einfluss des Verkehres ausgesprochen. Murray giebt sogar in Ziffern eine Art Statistik über die Ansichten der Aerzte in Indien, wie sie sich in den Antworten auf die Frage der Uebertragbarkeit der Cholera geäussert haben [1]. Daraus geht deutlich hervor, wie unentschieden eigentlich die Frage dort allenthalben noch angesehen wird, weil fast jede Ansicht eine grosse Majorität gewonnen hat. Auf die Frage der Uebertragbarkeit haben z. B. 481 Aerzte geantwortet. Die Frage hatte folgende Unterabtheilungen:

1. Ob überhaupt übertragbar? Darauf antworteten

    456 Ja,
      5 Nein,
   20 blieben unentschieden.

2. Ob von Person zu Person?

    363 Ja
     33 Nein
     85 ?

3. Ob von Ort zu Ort?

    415 Ja
     15 Nein
     51 ?

4. Ob durch die Atmosphäre?

    391 Ja
     12 Nein
     78 ?

5. Ob durch das Wasser?

    414 Ja
     11 Nein
     56 ?

---

[1] a. a. O. Tabelle VII.

6. Ob durch die Darmentleerungen?

442 Ja,

5 Nein,

34 ?

Aus diesen Abstimmungen lässt sich gar nichts Positives ent-
nehmen, als dass man die verschiedensten Möglichkeiten der Mittheilung zugiebt, dass man keine entschieden in Abrede zu stellen
wagt. Um darüber zu urtheilen, welche Ansichten etwas vorherrschend sein möchten, zählt man vielleicht richtiger die Nein, als
die Ja, da unter den Nein jedenfalls die bestimmteren Ansichten
enthalten sind. Die Verbreitung von Person zu Person ist öfter
(33) verneint worden, als die Verbreitung durch die Atmosphäre
(12); hingegen am seltensten ist die Verbreitung durch Darmentleerungen verneint worden, nur fünfmal, und öfter ist die Uebertragbarkeit überhaupt nicht in Abrede gestellt worden. Hieraus
könnte man schliessen, dass die Aerzte in Indien in gewaltiger
Majorität der Ansicht wären, das Hauptverbreitungsmittel der
Cholera seien die Excremente. Dieser Schluss wäre aber doch
falsch, insofern fast alle, welche die Mittheilung durch Excremente möglich halten, und zu denen selbst Bryden gehört, diese
doch zugleich auch wieder für ganz entbehrlich halten und die
Mittheilung eines dem Boden entstammenden Miasmas durch die
Luft zugleich annehmen und diesen Weg im Grossen und Ganzen
sogar für allein maassgebend halten. Bryden meint nur, so gut
die Luft Träger des Miasmas sein kann, könnte es auch Erbroche-
nes etc. etc. sein.

Unbefangen betrachtet, kann einem nicht entgehen, dass das
Verhalten der Cholera in Indien viel besser auf die miasmatische
Ansicht passt, als auf die contagiöse; die miasmatische Ansicht
ist dort auch eigentlich die einheimische, die contagiöse Ansicht
ist aus Europa dort eingewandert, und behauptet sich dort nur
im Kampf ums Dasein, wie der Engländer gegenüber dem Hindu
dadurch, dass aus Europa immer neuer Zuzug kommt. Alle Gewohnheiten der Bevölkerung und der Behörden bei Choleraepidemieen tragen ursprünglich nur den Stempel des Glaubens an das
Miasma und nicht an das Contagium. Die Eingeborenen fliehen
nie die Cholerakranken, sondern nur Choleraorte, ja sie nehmen
bei einer solchen Flucht, die bei heftigen localen Ausbrüchen der
Krankheit keine seltene Maassregel ist, ihre Kranken und Ster-
benden aus den Choleraorten mit. Dasselbe geschieht, wenn Truppen an einem Orte befallen werden und dann aufbrechen, um

einen anderen Platz aufzusuchen. Es ist interessant, dass Macnamara, der ein entschiedener Contagionist und Anhänger der
alleinigen Verbreitung durch den Verkehr ist, seine Beweisführung
wesentlich nicht auf Vorkommnisse in Indien, sondern fast ausschliesslich in Europa gründet und sich wesentlich auf die Beispiele und Aussprüche der Choleraconferenz in Constantinopel
stützt. So viele Aerzte in Indien jetzt auch den Einfluss des Verkehrs zugeben, so finden sie doch nicht viele unzweideutig dafür
sprechende Fälle mitzutheilen; ich habe die Berichte von Murray
und Cuningham hierauf durchgegangen, ohne eine nennenswerthe
Ausbeute. Einige Beispiele mögen hier stehen.

Aus der Epidemie 1869 in Ságor (Malwa) wird berichtet [1]):

„Ein Kind bei guter Gesundheit wurde von seiner Mutter
mitgenommen, um die Leiche ihrer Schwester zu sehen, welche
an Cholera gestorben war. Das Kind erkrankte und starb wenige
Stunden darnach."

Oder: „Ein Eingeborener, Arzt, der nach Belputhár bei
Jáblpur wegen eines sehr bösartigen Ausbruches unter einer grossen Anzahl von Kulis geschickt worden war, welche an einem
Viaduct der Eisenbahn über den Narbádda arbeiteten, erkrankte
und starb an Cholera."

Die Aerzte werden in Indien bei Ausübung ihres Berufes
nicht häufiger von Cholera befallen, als in Europa, doch bemerkt
Cuningham [2]), dass die Officiere der Armee verhältnissmässig
noch seltener, als die Militärärzte von Cholera ergriffen werden,
„was für diejenigen, welche in der Ansteckung das grosse Agens
der Verbreitung sähen, günstig spräche." Es erkrankten während
der Epidemie 1869 3 Officiere und 3 Militärärzte von den Garnisonen in Morár, Pescháur, Laknáu und Allahabád an Cholera.

Aber alle diese Fälle sind nicht beweisend, denn das Kind
in Ságor, der Native-Doctor in Jáblpur und die Militärärzte können auch ergriffen worden sein, weil sie dem Einflusse inficirter
Oertlichkeiten, der localen Schädlichkeit mehr ausgesetzt waren,
wozu namentlich Aerzte viel öfters dienstliche Veranlassung finden, als Officiere.

Es spricht für die Unparteilichkeit von Bryden, dass Fälle,
welche am unzweideutigsten dafür sprechen, dass durch den
menschlichen Verkehr manchmal so viel Infectionsstoff von einem

---

[1]) Sixth Report Sanitary Commissioner p. 26 und 27.
[2]) p. 64.

Orte mitgeschleppt wird, dass Infectionen damit an einem anderen Orte unmittelbar erfolgen können, gerade von ihm mitgetheilt werden [1]). Er sagt: „In einer gemischten und verworrenen
Masse von Thatsachen ist es sehr befriedigend, greifbare Thatsachen
zu erwischen, wie die folgenden, welche Dr. Verchere von Jalhándar mittheilt, welche beweisen, dass der Pilgerstrom durch
eine Cholera verunreinigt war, welche er denjenigen mitzutheilen
im Stande war, die in seinen Strom geriethen. Die Stadt Jalhándar entkam (1867) vollständig, während ein bestimmter kleiner
Theil seiner Bevölkerung, nur einen Abstand von zwei Meilen entfernt, zum Zwecke die Pilger abzulenken, oder ihre Bedürfnisse zu
befriedigen, davon litt." Dr. Verchere schreibt: „Am 25. April
wurden von einer Wache von 21 Mann des 13. Eingeborenen-In-
fanterie-Regiments zwei Sipáhis ergriffen, am 26. ein Laufbote,
zwei Krämer und ein Spitaldiener. Ein dritter Sipáhi hatte einen
starken Anfall von Choleradiarrhoe. Von diesen Fällen starb ein
Sipáhi, der Laufbote, ein Krämer und ein Spitaldiener." Dr. Verchere fährt fort: „Alle Sipáhis waren ganz wohl, ehe sie die Linien verliessen. Dieses kleine Detachement allein kam mit den
Pilgern in Berührung. Es erscheint mir als ein so bestimmtes
Beispiel von Contagion der Cholera, als irgend eines, das ich gesehen oder gehört habe. Die Linien des Regimentes sind nicht
mehr als zwei Meilen von der Stelle entfernt, wo das Lager der
Cholerakranken war, und nicht ein einziger Fall von Cholera, selbst
nicht von einer bösartigen Diarrhoe, kam vor."

Einen interessanten Fall theilt Bryden noch mit aus einem
Gefängnisse in Allahabád vom Jahre 1863 [2]): „Während der Herrschaft der einfallenden Cholera von 1863 wurde eine Parthie Ge-
fangener, welche in der Richtung von Nágpur kam, von Cholera
ergriffen, ehe sie das Centralgefängniss zu Allahabád erreichten.
Bei ihrer Ankunft wurden sie in strenge Quarantaine gebracht
und ein Koch für sie aus der Reihe der im Ort befindlichen Gefangenen besorgt. Dieser Koch war der einzige Mensch im Gefängnisse, welcher zu dieser Zeit Cholera bekam." Er wurde zwei
Tage darnach ergriffen, als er sein Amt angetreten hatte.

Leichter als positive Beweise für den Einfluss des Verkehrs findet man negative Beweise gegen die alte miasmatische Lehre, dass

---

[1]) a. a. O. p. 237.
[2]) a. a. O. p. 238.
[3]) a. a. O. p. 299

auch diese allein ebensowenig als der Verkehr allein ausreicht, die Verbreitung der Cholera zu erklären. Macnamara[1]) führt folgende Argumente gegen Bryden ins Feld: „Ich kann die Meinung, dass die Monsuns das Mittel sind, durch welches die Cholera über Indien ausgestreut wird, aus folgenden Gründen nicht annehmen:

1. Weil wir finden, dass Leute, welche auf den Bergen von Niederbengalen leben und daher unter dem Einflusse der Winde stehen, welche über die endemische Choleraarea wehen, doch frei von der Krankheit sind.

2. Der Wind hat nie die Krankheit von der Küste von Indien oder Buhrma auf die Andamán-Inseln geführt.

3. Wir haben das directe Zeugniss unabhängiger Beobachter, dass in der grossen Epidemie von 1818 die Cholera die Küste von Madras hinab und hinüber nach Bombay fortrückte gegen den herrschenden Monsun. Hinwiederum im Jahre 1849 berichtet uns Dr. Leith, dass die Cholera vorwärts ging von Osten her dem Südwestmonsun gerade ins Gesicht, welcher damals mit einer Kraft wehte, dass seine Schnelligkeit 25 englische Meilen in der Stunde betrug.

4. Wenn der Südwestmonsun die Keime bringt, welche im menschlichen Körper die Cholera von Osten nach Nordwesten bis Khánpur erzeugen, warum hält sie da? Die Krankheit sollte über das ganze Land ausgestreut werden mit Einschluss des Nordwestens und des Panjáb, jedes Jahr, wenn sie vom herrschenden Winde getragen wird.

5. Es ist unmöglich, die Ausbreitung der Cholera im Jahre 1865 von Alexandria über Europa und ihr ständiges Vorrücken von Osten nach Westen über Europa nach Amerika bei früheren Gelegenheiten durch irgend eine Theorie zu erklären, welche uns zwingt, den Wind als Haupteinfluss anzunehmen, welcher die Verbreitung der Cholera verursacht.

6. Noch viel weniger können wir ihre Ankunft in isolirten Oertlichkeiten, wie Mauritius, Fogo und Guadeloup und zahlreichen anderen Orten erklären, wenn wir die Monsun-Theorie annehmen.“

Das sind durchweg Beweise gegen die Monsun-Theorie, aber nicht für die Theorie, welche Macnamara vertritt. Als positiven Beweis für den Einfluss des Verkehrs führt Macnamara nur noch die Wirksamkeit der Quarantänen in Peterhof 1831 und in Palermo 1865 an, die aber kein Beweis sind, da man ebensoviele

---

[1]) a. a. O. p. 299.

Beispiele von ebenso strengen Quarantänen (1831 in England, 1833 in Spanien) kennt [1]), die keinen Erfolg hatten, und noch viel mehr Beispiele von Orten, welche trotz des freiesten Verkehrs keine Cholera zeigten. Wir kommen auf den Erfolg der Quarantäne in Indien später noch zu sprechen, wie überhaupt darüber, was Bryden den Einwürfen der Contagionisten entgegensetzt.

Auffallend muss sein, dass selbst der Ausbruch der Cholera unter den Pilgern in Hardwár im April 1867 und seine Folgen nicht als vollgiltiger Beweis für den Einfluss des Verkehrs dienen kann. Man besitzt darüber ausgedehnte Untersuchungen von Dr. John Murray [2]), Generalinspector in Bengalen, und von einem Augenzeugen, H. C. Cutcliffe, welcher den Dienst als Sanitätsbeamter beim Hardwarfeste hatte. Auch Macnamara spricht in seinem Werke [3]) ausführlich von diesem merkwürdigen Ereignisse, das interessant genug ist, um Einiges darüber mitzutheilen.

Hardwár liegt im nordwestlichen Indien, nur etwa 1000 Fuss über dem Meere, wo der Ganges das Himálaya-Gebirge verlässt, und zählt zu den heiligsten Plätzen, welche die Hindus verehren, wohin sie jährlich aus ganz Indien zusammenströmen, um am 12. April zwischen Sonnen-Auf- und -Untergang unter Gebet im heiligen Strome zu trinken und zu baden. Unter diesen Pilgern bricht nicht immer, aber zeitweise die Cholera aus. Schon in dem vorigen Jahrhundert 1783 ist ein höchst verheerender Ausbruch unter den Hardwár-Pilgern vorgekommen. Vor dem Jahre 1867 war diese Wallfahrerversammlung neun Jahre lang ohne Choleraausbruch vor sich gegangen, obschon jährlich aus allen Gegenden Indiens aus dem endemischen Cholerabezirk und aus dem epidemischen sich Pilger eingefunden hatten. Aber schon im November 1866 näherte sich die epidemische Cholera der Gegend von Hardwár, von Agra aus, als dort der Generalgouverneur von Indien Reichstag hielt (Darbár, ein grossartiges Lever oder Drawing room). Von da ab bemerkte man Verbreitung der Cholera im Nordwesten von Indien und im Panjáb. Vom ersten April 1867 an versammelten sich Pilger und Kaufleute aus ganz Indien, auch aus dem sogenannten Taráí, einer verrufenen Cholera- und Fiebergegend längs einer Strecke des Himálaya, wo die Cholera im Winter 1866/67 gehaust. Andere kamen aus Allahabád und

---

[1]) Macnamara S. 64 u. 68.
[2]) Report on the Hurdwar Cholera of 1867. By Dr. J. Murray. Calcutta.
[3]) S. a. a. O. p. 244.

Benáres, wo die Cholera im März ausgebrochen war. In diesem Jahre erschien auch der Raja (König) von Bhortpur mit grossem und glänzendem Gefolge beim heiligen Feste. Macnamara[1]) und Bryden[2]) geben Notizen über das Pilgerlager von Hardwár. Im Thale des Ganges, welcher hier die Sewálick-Berge, Vorberge des Himálaya, in einer breiten Schlucht durchschneidet, um dann den weiten Weg ins Meer (eine Strecke in Europa etwa von den Pyrenäen durch Frankreich und Deutschland bis Hamburg) mit einem Gesammtgefälle von nur 1000 Fuss zurückzulegen, erstreckte sich die Versammlung in einer Länge von etwa neun englischen Meilen und in einer Breite von 2 bis 6 Meilen rechts und links vom Flusse. Die Entfernung dieses grossen Lagers von der Stelle, wo der Ganges aus dem Himálaya tritt, beträgt etwa 15 Meilen. Die Gegend ist sumpfig und wegen der Nähe des Himálaya windig. Auf diesem schmalen Streifen Landes, vom Ganges durchströmt, waren vom 1. bis 12 April 1867 gegen drei Millionen Pilger zusammengekommen und lagerten auf einer Fläche von etwa 22 englischen Quadratmeilen (etwas mehr als 1 deutsche Quadratmeile). Vom sanitären Standpunkte waren, wie in früheren Jahren, die bestmöglichen Vorkehrungen getroffen, und man hoffte damit wieder auch in diesem Jahre den Ausbruch der Cholera glücklich zu verhüten. In Bezug auf Reinlichkeit war von Dr. Cutcliffe angeordnet:

1. Das Princip der Abtritte mit trockener Erde (dryearth-closet) soll überall Anwendung finden.

2. Aller Schmutz, von welcher Art er auch sei, soll so schnell als möglich beseitigt, entweder in Gräben oder Oefen verbrannt werden.

3. Anständig gedeckte Abtritte sollen an allen Stellen errichtet werden, wo sie den Leuten passend sind.

4. Kein Abtritt oder Graben darf unter irgend einem Zwecke auf einem Grunde angelegt werden, welcher zu irgend einer Zeit einen Theil eines Wasserlaufes bilden könnte.

5. Die todten Körper von Thieren sollen eilig begraben werden in Gräbern sechs Fuss tief, auf Gründen unter ähnlichen Beschränkungen, wie in 4.

Die Pilger begannen vom 1. April an ins Lager zu strömen. Am 3. April kann man sagen, dass der Markt (Messe oder Dult)

---

[1]) p. 248.
[2]) p. 131.

seinen Anfang nahm, obschon noch immer dichte Menschenströme
aus den Ebenen heranzogen und die wogende Masse im Lager bis
zum 12., dem Haupttage, stetig vermehrten. In der Nacht vom
11. auf den 12. brauste ein sehr schweres Gewitter über die ungeheure, obdachlose Menge, der Regen währte die ganze Nacht
und auch noch den folgenden Tag.

Macnamara bemerkt: „Nur diejenigen, welche diesen Berg-
stürmen in den Tropen schon einmal ausgesetzt waren, haben eine
Vorstellung, welche Nacht des Elendes diese drei Millionen Pilger
in der offenen Ebene von Hardwár ausgestanden haben, kalt und
durchnässt bis auf die Haut, das Wasser in Strömen von ihren
halbnackten Leibern rinnend, über den steinigen Boden nach dem
Flusse, und wie vollkommen auch die Anstalten für Reinlichkeit
gewesen sein mochten, dieser Regenfall muss unvermeidlich Aus-
wurfsstoffe von Abtritten und der Oberfläche des Bodens während
der Nacht vom 11. April in den Ganges gespült haben."

Am 12. April badeten die Pilger von Sonnenaufgang bis Sonnenuntergang in einer heiligen Furth, welche 650 Fuss lang und
30 Fuss breit durch Geländer vom übrigen Ganges abgegrenzt ist,
damit die Leute nicht ertrinken oder in den tiefen Strom hinaus-
gerathen. Durch diese Furth bewegt sich den ganzen Tag ein
unaufhörlicher Menschenstrom. Das Wasser in diesem Raume
war die ganze Zeit dick und schmutzig, theils von der Asche Ver-
storbener, welche überlebende Verwandte mitgebracht hatten, um
sie ins Wasser des göttlichen Flusses zu streuen, theils vom
Waschen der Kleider und der Leiber der Badenden. Sobald die Pilger die heilige Furth betreten, taucht sich jeder dreimal, oder auch
öfter unter das Wasser und trinkt dann vom heiligen Wasser Ge-
bete sprechend. Das Wassertrinken wird nie versäumt, und wenn
zwei oder mehrere Glieder einer Familie zusammenbaden, giebt
jedes mit eigener Hand dem anderen zu trinken.

Schon am 9. April brachte Dr. Kindall einen Cholerafall
unter den Pilgern zur Anzeige, am 13. April wurden in einem der
Spitäler von Hardwár schon 8 cholerakranke Pilger aufgenommen.
Bis zum 15. April hatte sich die Hauptmasse der Pilger bereits
wieder zerstreut. Dr. Murray hat sie mit aller Sorgfalt in den
verschiedenen Hauptrichtungen, die sie nahmen, verfolgt. In allen Richtungen konnte Murray schon am 13. April Cholerafälle
unter den Pilgern constatiren. Er hat eine Tabelle nach verschiedenen Routen ausgearbeitet, in welcher die einzelnen Stationen,
ihre Entfernung von Hardwár, dann der Tag des ersten und letz-

ten Cholerafalls, sowohl unter den Pilgern, als auch unter den Einwohnern des Ortes oder die Dauer der Epidemie angegeben ist. Auf Grund dieser Tabelle hat Murray auch eine Karte entworfen, auf welcher diese Hauptrouten und Hauptorte verzeichnet sind, mit Angabe des Datums des ersten Falles im Orte, und ob er ein Pilger war oder nicht. —

Da ergiebt sich nun, dass von Aligárh im Doáb bis Raulpíndi im Panjáb die ersten Fälle in allen Orten ganz vorherrschend, ja fast ausschliesslich Pilger von Hardwár waren. Man hat in der That den Fall vor sich, dass sich ein Strom von drei Millionen cholerainficirter Menschen von einem Centralpunkte aus über ganz Indien ergiesst.

Murray erzählt: „Die Pilger passirten zu einer günstigen Jahreszeit ein gesundes Land; die Nahrungsmittel waren reichlich und ausgedehnte Vorkehrungen zu ihrer Bequemlichkeit waren getroffen worden. Sie gingen hauptsächlich zu Fuss und schliefen in freier Luft, oder unter Bäumen. Einige hatten Kameele für ihr Gepäck, und dann gab es eine grosse Anzahl Ochsenfuhrwerke, welche Familien mit ihren Vorräthen führten. Die gewöhnliche Länge einer Tagereise war 15 bis 20 englische Meilen. Einige wenige reisten schneller mit Pferdepostwagen und viele setzten ihre Reise mit der Eisenbahn fort, nachdem sie Goziabád und Amrítsur erreicht hatten. Die wandernde Masse bedeckte nahezu eine Woche lang in einem unausgesetzten Strom die Strasse zu Mírath, wo ich zurückblieb, um sie zu überwachen. Dieser Pilgerstrom brachte Cholera mit, welche seine Strasse mit Opfern kennzeichnete, die umliegenden Felder mit Holzstössen zur Verbrennung der Leichen bestockte, oder es wurden die Leichen in den Canal geworfen, oder von der Ortspolizei gesammelt und verbrannt. Die Krankheit wurde den benachbarten Städten und Dörfern mitgetheilt und die Pilger brachten sie mit sich in ihre Heimath und über ganz Hindostan."

Dass die Pilger ansteckende Krankheiten zu verbreiten im Stande sind, wird man um so eher zugeben, wenn man bedenkt, in welchem Zustande sich die Mehrzahl befindet. Dr. Stewart[1]) sagt von denen, die nach Puri (Jagannáth) wallfahrten: „Die Pilger sind ein Schrecken für die eingeborene Bevölkerung, und gemieden von allen, welche sie sehen und kennen. Die Einge-

---

[1]) Dryden, p. 241.

borenen glauben fest, dass die Pilger Quellen der Infection sind. Die Landleute erkennen sie am Geruche."

Nicht besser als die Hindu-Pilger scheinen die Mohammed-Pilger zu sein, welche nach Mekka und Medina wallfahren. Macnamara [1]) sagt von ihnen: „Ich kann mich nicht wundern, wenn sich Cholera oder irgend eine mittheilbare Krankheit von Indien aus mit diesen Pilgern verbreitet. Niemand kann die Ausdehnung des Elendes und des Schmutzes ermessen, welche sich an den Personen vieler dieser Pilger darstellt, wer sie nicht an Bord eines Schiffes gesehen hat. Arme alte Männer, am Rand des Grabes, in Lumpen gehüllt, die von Ungeziefer bedeckt sind, ihre langen Bärte und das Haar von ähnlichen Parasiten schwärmend. Wenn jemand die Aufgabe bekäme, eine Ladung menschlicher Geschöpfe auszuwählen, aus dem endemischen Gebiete der Cholera, um wo möglich Cholera zu verbreiten, es würde schwerlich gelingen, mehr versprechende Subjecte aufzustöbern, als diese Pilger, wenn sie auch nicht zu dicht gedrängt sind und das Aussehen des Fahrzeuges, in dem sie eingeschifft sind, auch so sein mag, wie es nur zu wünschen ist."

Wenn man sich nun aber auch ganz von dem Gedanken erfüllen lässt, wie im April 1867 von Hardwár aus ein inficirter, schmutziger und stinkender Menschenstrom sich über ganz Indien ergoss, so muss man sich doch auch noch die Frage stellen, wie weit seine Wirkungen gereicht haben und nachweisbar sind. Blickt man auf die Cholera-Karten von Bryden, so findet man im Jahre 1867 die Ausbreitung der Epidemieen innerhalb geographischer Grenzen eingeschlossen, welche diesem Strom der Pilger nicht entsprechen, welche dieser weit überschritten hat. Namentlich blieb Centralindien merkwürdig frei von Epidemieen, trotzdem dass auch dahin die Pilger von Hardwár heimgekehrt waren.

Bryden äussert sich über die ätiologische Bedeutung der Hardwár-Cholera in folgenden Worten [2]): „Von den Erzählungen, die über den Ausbruch zu Hardwár geschrieben worden sind, ist der nächste Eindruck der, dass das Aussehen dieser Cholera von dem eines typischen Ausbruches verschieden war. Das ist aber bloss der Fall, wenn die Thatsachen mit der vorgefassten Theorie betrachtet werden, dass die Pilgercholera die Choleraepidemie dieses Jahres war, wenn das Bild des Ausbruches in diesem Lichte

---

[1]) Macnamara p. 470.
[2]) Bryden I. p. 202.

ausgemalt wird. Für jeden, der die Thatsachen statistisch untersucht, kommen sie in ihrem wahren Lichte hervor und beweisen,
dass der Typus des Ausbruches keiner Modification unterliegt
durch den Umstand, dass die Zahl der Ergriffenen gross oder klein
ist. Das Aussterben der Hardwár-Cholera gegen Osten und Süden,
das Zusammenfallen mit deren Vermehrung gegen Westen und
Südwesten wird als eine unerklärliche Erscheinung betrachtet.
Sie ist leicht zu erklären, wenn man die Theorie bei Seite setzt,
mit der sie angesehen wird. Nimmt man Hardwár als Mittelpunkt,
als die bekannte Stelle, auf welcher, wie allgemein angenommen
wird, die Versammlung am 12. April vergiftet wurde, so starben
die Pilger nur in jenen Districten, welche von ihnen in ihrem täg-
lichen Marsche vor einer bestimmten Zeit erreicht wurden. Der
grosse Haufen der Todesfälle kam nicht in den Districten unmittelbar um Hardwár vor, sondern in denen, welche in den ersten
Tagmärschen erreicht wurden. Bijnúr, der Norden von Mura-
dabád, die Jamna-Ueberfahrten des Mírat-Districtes, Mozaffer-
nágar, Saháranpur, Karnál, Ambála und Ludiánah geben die
grosse Zahl der Hardwár-Sterblichkeit, während die Pilgersterb-
lichkeit von Baréli, Shazahánpur, Budion, des Südens von Mu-
radabád und der Aligárh-Districte im April so unbedeutend
war, dass sie kaum Erwähnung verdient. Dasselbe gilt für die
Districte westlich von der Jamna. Die oben Seite 137 gegebenen Zahlen beweisen das Absterben der Hardwár-Cholera vor
Ende April sowohl in den Districten des Panjáb als auch in den
Districten östlich von Hardwár. Die Sterblichkeit unter den Pilgern war gross, aber doch weit entfernt von dem, was die Beför-
derer der Pilgertheorie angegeben haben. Mir erscheint das Ende
des Hardwár-Ausbruches ebenso, wie das anderer localer Ausbrüche, und ich finde keinen Zusammenhang zwischen der Mai-
cholera des Panjáb und der Heimkehr der Pilger." Die Bewegung, welche die Cholera bereits im Herbste 1866 angenommen,
lässt Bryden den bestimmten Ausspruch thun: „Ich glaube, dass
die geographische Vertheilung der Cholera im Jahre 1867 nicht
verschieden gewesen wäre, wenn keine Pilgerversammlung in Hardwár stattgefunden hätte."

Die Cholera unter den Pilgern beweist auch für mich thatsächlich nicht mehr, als dass Personen, einen inficirten Platz verlassend, in Folge bereits am Orte stattgefundener Infection auf
der Reise oder auf dem Marsche an Cholera erkranken, und dass
dieser Verkehr zur Verbreitung der Krankheit in solchen Gegen-

den und Orten möglicher Weise beitragen kann, wo die örtliche und zeitliche Disposition gegeben ist, in anderen aber nicht.

Bryden sagt an einer anderen Stelle [1]): „Keine Pilgermasse wird Cholera hervorbringen oder bekommen, ausser wo Cholera ohnehin ist und für epidemische Verbreitung vorbereitet ist." Bryden belegt diesen Satz mit einer höchst schlagenden Thatsache, nämlich mit dem Aufnahmsjournal eines Pilgerspitales zu Puri, am südwestlichen Ende des endemischen Cholerabezirkes zwischen Calcutta und Madras, in der Nähe der Heiligthümer von Jaggannáth gelegen.

Nebenstehende Tabelle giebt ein Bild der Frequenz der Cholera unter den Pilgern während 25 Jahren für jedes Jahr und jeden Monat im Jahre. Das Bild muss ein richtiges sein, wenn auch in einem sehr verkleinerten Maassstabe. Namentlich wenn man zuletzt die Cholerasummen der einzelnen Monate vergleicht, so sieht man, wie in der das ganze Jahr hindurch zu- und abströmenden Pilgermasse, die Mitte März beim Hauptfeste sehr vorübergehend ein gewaltiges Maximum erreicht, die Cholera sich mit den Jahreszeiten bewegt, gleich als wären die Pilger eine in Puri sesshafte Bevölkerung. Puri scheint ein Ort, mit doppeltem Cholerarhythmus ähnlich wie Madras zu sein, aber mit schwächerer Frühlings-Cholera und stärkerer Monsun-Cholera, die sich in diesem Beispiele von einer Menschenmasse, die in beständiger Wanderung über einen Choleraort begriffen ist, in einer Reihe von Jahren nicht minder genau abspiegeln und abgrenzen, als in der Civilbevölkerung von Madras. Ich will die monatlichen Summen von Madras, wie sie Cornisch von zehn Jahren mittheilt, und die Zahlen diese Pilgerspitales zum Vergleich nebeneinander setzen:

	Januar	Februar	März	April	Mai	Juni	Juli	August	Septemb.	October	Novemb.	Decemb.
Madras .	2226	2511	1580	854	88)	712	1774	1802	1986	1675	1220	1183
Puri . .	56	127	313	28	15	1255	538	13	5	15	53	13

Jede Reihe zeigt zwei Maxima und Minima im Jahre, das Bild zweier sich einander folgender Epidemieen, mit dem Unter-

---

[1]) A. a. O. p. 240.

Aufnahme Cholerakranker im Pilgerkrankenhause zu Puri in jedem Monate während 25 Jahren, von 1842 bis 1866.

Jahr	Januar	Februar	März	April	Mai	Juni	Juli	August	Septmb.	October	Novemb.	Decemb.	Summa
1842	36	5	47	1	—	1	7	1	—	—	6	2	106
1843	7	—	35	—	—	164	25	—	—	—	2	1	234
1844	—	3	—	—	2	200	—	—	—	1	—	—	206
1845	1	2	3	1	—	2	57	2	—	1	—	—	69
1846	2	—	14	1	—	72	1	—	1	3	4	1	99
1847	—	1	14	—	1	4	29	1	—	—	1	—	51
1848	1	5	3	3	—	2	47	—	—	—	—	—	61
1849	—	—	—	—	1	107	4	1	—	—	1	—	114
1850	1	37	11	1	—	—	2	—	—	—	5	1	58
1851	—	—	1	—	2	39	28	—	—	—	—	—	70
1852	—	5	4	—	—	104	2	1	—	1	3	3	123
1853	2	2	10	1	1	6	26	2	1	—	—	—	51
1854	—	6	48	—	—	129	18	—	—	1	7	1	210
1855	—	2	1	—	2	—	156	3	—	—	2	1	167
1856	1	3	2	—	—	—	—	—	1	2	1	—	10
1857	—	8	43	11	1	66	2	—	—	—	4	—	135
1858	—	2	3	1	1	1	9	—	—	—	—	—	17
1859	—	7	8	—	—	—	47	—	—	—	9	—	71
1860	1	8	19	1	2	96	4	—	—	1	—	—	132
1861	—	—	12	3	—	3	27	—	—	4	—	1	50
1862	2	5	6	—	—	91	20	—	—	1	3	—	128
1863	—	—	1	—	1	93	2	—	—	—	—	2	99
1864	1	3	—	1	—	1	12	1	—	—	4	—	23
1865	—	1	2	2	1	74	13	—	2	—	—	—	95
1866	1	22	26	1	—	—	—	1	—	—	1	—	52
Summa	56	127	313	28	15	1255	538	13	5	15	53	13	2431

3*

schiede, dass in Puri unter den Pilgern die Monsun-Cholera, in Madras die Frühlings- (der Zeit nach fast Winter-) Cholera stärker auftritt.

Nach Mittheilungen von Professor Dr. Haug und Dr. Hermann v. Schlagintweit-Saküulünsky ist in Jagannáth das Hauptfest Mitte März, wo ungeheure Schaaren von Pilgern zusammenströmen, in allen übrigen Monaten ist die Zahl der Pilger verhältnissmässig viel geringer, und doch ist in dem Versammlungsmonat März der Zugang an Cholerakranken im Pilgerspital nur der vierte Theil von dem im schwach frequentirten Monat Juni.

Dass der Verkehr für sich allein die Cholera in Indien nicht zu verbreiten vermag, dafür haben sich die bestimmtesten Nachweise ergeben, viel bestimmtere und unzweideutigere, als für das Gegentheil. Sehr lehrreich sind die zahlreichen Kulitransporte, welche von Calcutta aus nach den Theepflanzungen in Assam erfolgen. Dr. White in Assam berichtet [1]), er habe innerhalb 11 Jahren nur einmal eine Thatsache beobachtet, welche dahin gedeutet werden könnte, dass Kulis von Calcutta aus die Cholera in die grosse Theefactorei Maidshán eingeschleppt. Aber selbst diese Einschleppung zugegeben, wäre der Ausbruch der Cholera höchstens ein paar Wochen früher erfolgt, denn bald danach (Juli 1860) stieg die Epidemie das Thal von Bengalen herauf, ohne dass ein Verkehr zwischen diesen Orten und Maidshán vorausgegangen wäre. „Im Jahre 1864, wo die Speculation in Thee ihren Höhepunkt erreichte, kamen jeden Monat über 600 Arbeiter in Dibrugárh für die Theepflanzungen in Assam aus Calcutta an und fast jedes Schiff hatte Cholera an Bord. Ich beobachtete damals, dass obschon Kranke, welche wirklich an Cholera litten, nach den verschiedenen Factoreien in der Nachbarschaft gebracht wurden, es nie geschah, dass sie den alten Kulis mitgetheilt wurde. So vollständig war ihre Immunität gegen Ansteckung, dass 1866 und 1867, als ich als Ausschiffungsbeamter fungirte, ich nie auch nur einmal die Entfernung von Cholerakranken von dem Dampfschiffe nach den verschiedenen Theegärten, für welche sie bestimmt waren, verhinderte. Da ich durch mein Thun keine geringe Verantwortlichkeit auf mich lud, so verfolgte und überwachte ich die Erfolge mit Aufmerksamkeit, und nie hörte ich von einem Beispiele, dass einer von den alten Arbeitern in den Theegärten, wohin die Cholerakranken gebracht worden waren, ergriffen worden

---

[1]) Sixth Report of the Sanitary Commissioner 1869. p. 7.

wäre: von Zeit zu Zeit wurden einige von der neuen Parthie von Kulis, welche gesund sich ausschifften, bei ihrer Ankunft in den Pflanzungen noch ergriffen, aber nie einer der Kulis, der zuvor schon dagewesen war."

Dieselben Beobachtungen, mit demselben Resultate wurden an zwei anderen Ausschiffungsorten für Kulis in Cinnamara und Nazírah gemacht.

Höchst unzweideutig tritt in Indien die Thatsache hervor, dass die Pflege Cholerakranker keine Quelle der Ansteckung ist. Es giebt Spitäler, namentlich in den epidemischen Bezirken des oberen nordwestlichen Indiens, wo hie und da Wärter zahlreich erkranken, aber diesen Spitälern steht eine viel grössere Anzahl gegenüber, wo das nicht der Fall ist. Die Spitäler mit Cholerakranken verhalten sich nicht anders, als andere Gebäude, z. B. als Casernen, von denen manche inficirt werden, manche nicht. Wenn die Wärter in einem Choleraspital zu erkranken anfangen, dann ist es ein Zeichen, dass der Platz oder das Gebäude inficirend geworden ist, nicht aber, dass die Wärter durch die Cholerakranken inficirt worden sind. Einige schlagende Beweise will ich anführen.

In Sikándra [1]) — auf der Strasse von Agra nach Mattra — wurde 1867 die weibliche Abtheilung einer Waisenanstalt auf das Heftigste ergriffen. Von 168 Waisenmädchen erkrankten binnen acht Tagen 46 an Cholera. Gleich am ersten Tage, als die Erkrankungen begannen, wurde die Abtheilung dislocirt und der Verlauf binnen der kurzen Zeit zeigte, dass der gewählte neue Aufenthalt kein Infectionsheerd war. 36 Personen waren Tag und Nacht mit der Pflege der Kranken angestrengt, und drei Hausmägde (mehtranees) dazu. Nicht eine bekam die Krankheit, obschon mehrere der Wärterinnen, vom Wachen ermüdet, an den Betten der Kranken schlafend gefunden wurden.

Bryden [2]) theilt einen Bericht aus dem allgemeinen Krankenhause in Calcutta mit, aus dem hervorgeht, dass die Choleraspitäler dort keine Infectionsheerde sind. Der Bericht lautet:

„Ich bin sehr froh, im Stande zu sein, sofort auf Bemerkungen zu erwidern, welche gemacht worden sind und dahin zielen, die Vorstellung hervorzurufen, dass die Cholera im allgemeinen Krankenhause zu Calcutta ein Centrum fände, und dass die da behandelten Patienten im hohen Grade Gefahr liefen, sich diese sehr

---

[1]) Bryden I. p. 202.
[2]) A. a. O. p. 238.

gefährliche Krankheit zuzuziehen. Unzweifelhaft sind schon Menschen von Cholera ergriffen worden, welche mit anderen Krankheiten zugegangen waren. Ich habe den Beweis vor mir in den Spitalberichten, dass während der letzten dreizehn Jahre acht Personen auf diese Art nach ihrer Aufnahme ergriffen worden sind. Das ist so zu sagen unter etwa 24 000 Europäern, die in dieser Zeit an allen Krankheiten, darunter 1100 Cholerafälle, aufgenommen wurden, sind acht von Cholera im allgemeinen Krankenhause ergriffen worden. Da aber sieben von ihnen mit Diarrhoe oder Unterleibsleiden (Bowels complaint) aufgenommen waren, kann man zweifelhaft sein, ob diese nicht auch als Cholerafälle im ersten Stadium zu betrachten sind.

„Seit mehreren Jahren wurden im allgemeinen Krankenhause die zugehenden Cholerakranken gleich in einem Saale aufgenommen, wo nur Cholerakranke behandelt werden; sie wurden dann in eine Abtheilung gebracht, welche als gesonderte Choleraabtheilung zu dienen bestimmt wurde und wo sie bis zu ihrer Entlassung blieben. Unglücklicher Weise waren wir wegen zunehmender Krankenzahl nicht im Stande, so viel Raum für eine einzige Classe von Kranken aufzubehalten. Auch andere Kranke wurden in dieser Abtheilung mit Leuten behandelt, welche an Cholera litten; aber von den acht oben angeführten, im Spital entstandenen Cholerafällen kamen sieben unter den Kranken in den Sälen des Centralgebäudes vor, wo die Cholera nicht behandelt wurde, und nur einer in der Abtheilung, welche wir die Choleraabtheilung nennen. Es ist offenbar, dass die Befürchtungen, welche man bezüglich der Verbreitung der Cholera in der Anstalt ausgesprochen hat, völlig grundlos sind und dass die anticipirten Uebel, wenigstens bis jetzt noch nicht wirklich eingetreten sind.“

Bryden[1]) ist der Ansicht, dass jedes Spital, in dem öfter Wärter ergriffen werden, sich nicht als Choleraspital eignet, und sobald als möglich verlassen werden sollte, ebenso wie eine inficirte Caserne.

Er führt einige solche Fälle, namentlich in Oberindien, näher aus. Bryden stellt nicht in Abrede, dass ein Cholerakranker aus einer Localität ins Spital kommend, auf irgend eine Art nicht von dort soviel Infectionsstoff mitbringen könnte, um hier und da auch einen Wärter zu inficiren, er erklärt sich nur dagegen, dass der Mensch den Infectionsstoff producire, den er anderen mittheilt,

---

¹) A a. O. p. 205.

und dass ein auf diese Art Inficirter durch seine Erkrankung wieder neuen Infectionsstoff für andere reproducire. Er weist mit Entschiedenheit darauf hin, dass die Infection immer von einer inficirten Localität ausgeht, und dass die Infection einer Localität constant von der Erscheinung begleitet ist, dass auch diejenigen ergriffen werden, welche die Kranken warten [1]), ohne annehmen zu müssen, sie wären von den Kranken angesteckt worden.

Bryden macht in geistreicher Weise darauf aufmerksam, dass der Verlauf einer Krankheit, welche in eine Körperschaft gebracht wird und sich auf dem Wege der persönlichen Ansteckung verbreitet, ganz anders verläuft, als die Cholera. In Indien hat man als Geissel der Gefängnisse einen contagiösen Typhus (Relapsing Typhus), von dem Aerzte und namentlich Wärter überall befallen werden. Wenn dieser Typhus in ein Gefängniss gelangt, so hält er sich Monate lang, während die Choleraausbrüche nur Wochen lang dauern. Die Frequenz dieses Gefängnisstyphus nimmt sehr allmälig zu und ebenso wieder ab, verläuft, wie sich Bryden ausdrückt, wie jede contagiöse Krankheit, spindelförmig, während die Cholera in den ersten Tagen ihre Höhe erreicht und dann viel langsamer abnimmt, als sie zugenommen hat, was Bryden einen kegelförmigen Verlauf nennt.

Er hat solche Typhusausbrüche in den Gefängnissen von Ágra, Mírat, Allahabád, Ludiánah, Fatibgárh und Amrítsar [2]) zusammengestellt, welche dort vom Jahre 1860 bis 1864 vorkamen. Das Gesammtresultat ist:

Zahl der Gefangenen	Zahl der Todesfälle an contagiösem Typhus im				
	ersten Monat	zweiten Monat	dritten Monat	vierten Monat	fünften Monat
8532	56	157	336	357	140

Hält man dagegen den Verlauf der Cholera in den Gefängnissen von Niederbengalen und den Bahár-Provinzen, welche Bryden von 1859 bis 1867 zusammenstellt [3]), so ergiebt sich nach Wochen vom ersten Falle an gerechnet

[1]) Bryden a. a. O. p. 206.
[2]) A. a. O. p. 200.
[3]) A. a. O. p. 187.

Zahl der Todesfälle an Cholera

erste Woche	zweite Woche	dritte Woche	vierte Woche
661	377	95	17

Bryden macht auch darauf aufmerksam, dass diejenige Ausdehnung der Cholera während des Krieges, welchen die grosse indische Empörung in den Jahren 1857 bis 1859 hervorgerufen hatte, nicht für die Verbreitung durch den persönlichen Verkehr an und für sich spräche. Ein Blick auf die Karten von Bryden zeigt, dass in Bengalen und im Panjáb namentlich in den Jahren 1858 und 1859 die Cholera eine geringe Ausdehnung hatte, so dass es also nur zufällig ist, wenn Krieg und Cholera-Epidemieen zusammenfallen. Es ist dies das Gleiche, worauf während des deutschen Krieges 1866 Reinhard und Günther für Sachsen und ich für Bayern aufmerksam gemacht haben.

Nach dem, was in Indien über den unmittelbaren Einfluss des Verkehrs zu beobachten ist, kann es daher nicht in Erstaunen setzen, wenn auch die jüngste officielle Erklärung, welche Cuningham, der Sanitary Commissioner, in seinem Berichte über die Choleraepidemieen von 1869 giebt [1]), lautet:

„Fast von jeder Garnison und fast von jedem Regimente, sowie fast von jedem Gefängnisse wird constatirt, mit einer Gleichheit, die ganz eintönig klingt, dass keine Communication, weder direct noch indirect, zwischen dem ersten Kranken und einem vorausgehenden Choleraanfalle nachgewiesen werden konnte."

Cuningham verwahrt sich übrigens ausdrücklich dagegen, dass der Mangel dieses Nachweises oder der Nichterfolg des stattgehabten Verkehres als Beweis gegen den Einfluss des Verkehres überhaupt genommen werde.

---

[1]) A. a. O. p. 53.

Quarantäne.

Unter solchen Umständen kann man auch nicht erwarten, dass in Indien Quarantänemaassregeln von einem grösseren Einflusse sich gezeigt hätten, als sonst in Asien, Afrika, Europa oder Amerika. Cuningham spricht sich über Präventiv-Maassregeln dieser Art während der Epidemieen von 1869 nicht ermuthigend aus; er sagt[1]): „Es ist erwähnt worden, dass die Quarantäne in einer oder zwei Garnisonen versucht wurde. Mian Mir, wo sie bloss nominell war, entging der Cholera, Kohát und Bánnu, wo die örtlichen Umstände die Behörden in den Stand setzten, strenge Maassregeln dieser Art zu erzwingen, wurden beide ergriffen. Diese Thatsachen geben keine Grundlage für befriedigende Schlüsse. Sowohl bezüglich der Wirkung einer solchen versuchten Isolirung, als auch der sorgfältigen Desinfection und sicheren Entfernung der Ausleerungen, welche allgemein in Anwendung gekommen zu sein scheinen, liegen keine Thatsachen vor, um zu zeigen, dass ihnen irgend welche Erfolge zugeschrieben werden könnten."

In ganz ähnlicher Weise spricht sich Dr. Mouat, Generalinspector der Gefängnisse, in seinem jüngst erschienenen Berichte[2]) aus: „Was die Quarantäne betrifft, so schlug sie in dem einzigen Platze, wo sie mit der Sorgfalt und Vorsicht, welche nöthig ist,

---

[1]) Sanit. Commiss. p. 59.
[2]) Administration · Report of the Jails of the lower Provinces. Vol. II. p. 135.

um ihren Werth zu prüfen, angewendet wurde, in Digáh, gänzlich und absolut fehl. Im Alipur-Gefängniss, zu Káttack und Rajaháy wurde sie wegen unvermeidlicher örtlicher Umstände nicht mit derselben Genauigkeit ausgeführt, aber in allen diesen Orten wurde sie nicht vom geringsten Nutzen gefunden. Zu Tirhút und Púrnea wurden die Gefangenen, welche aus inficirten Orten kamen, während der Dauer der Cholera sorgfältig abgesondert, aber nicht ein Fall ereignete sich unter ihnen.

„Sollte es sich also richtig erweisen, wie es nach 'den neuesten Forschungen wahrscheinlich ist, dass das Gift, welches ausgestreut epidemische Choleraausbrüche verursacht, unter noch unbestimmten Bedingungen im Boden erzeugt wird, dann ist es leicht verständlich, warum die Quarantäne so gänzlich fehlschlagen musste, als es überall der Fall war, wenn sie auch höchst sorgfältig und streng zur Geltung gebracht wurde. Die modificirte Quarantäne, für welche man in Indien plädirt, hat keine Aussicht auf Erfolg unter allen Umständen, in welchen rigorose Isolirung mangelt. Ich bin ganz der Ansicht, dass es nicht wünschenswerth ist, noch mehr Geld in dieser nichts versprechenden und unprofitablen Richtung zu verschwenden."

Bryden ist natürlich schon aus theoretischen Gründen gegen Quarantäne, er sagt [1] im alphabetischen Index zu seinem Berichte: „Die Thatsachen aus der Naturgeschichte der Cholera in Indien sind der behaupteten Wirksamkeit der Quarantäne, die epidemische Ausbreitung des Miasmas zu verhindern, entgegen." Bezüglich einer anderen Stelle [2] sagt er: „Die Cholera überschreitet die Grenzen ihrer natürlichen Provinzen nicht, es mag Quarantäne angeordnet werden oder nicht."

Man scheint in Indien in neuester Zeit alle Maassregeln nochmal zu probiren, welche sich in Europa längst unwirksam gezeigt. Bryden berichtet aus dem Jahre 1867 ein interessantes Beispiel von einem Militärcordon [3] gegen Cholera. In Kaschmir starben 1867 gegen 6000 Menschen an Cholera. Man schreibt die Einschleppung den Truppen des Maharadscha zu, welche ihn nach Hardwár begleitet hatten.

In Jámmu war die Cholera drei Monate in der Stadt, und in der ersten Zeit starben täglich durchschnittlich sechszig Perso-

---

[1] Vergleiche auch Bryden I. p. 2 u. p. 214.
[2] A. a. O. p. 91.
[3] A. a. O. p. 140.

nen. Jámmu liegt nur 25 Meilen von Sialkót und eine strenge
Quarantäne gegen Jámmu wurde eingerichtet und durch eine
doppelte Linie von Schildwachen aufrecht erhalten. Der Deputy
Commissioner schreibt: „So streng war dieser Cordon aufrecht
erhalten, dass ich glaube, keine Seele konnte aus dem Gebiete von
Jámmu in diesen District (Sialkót) gelangen, ausser auf der
Strasse von Zafferwál und das nur mit einem Passe von mir selbst."
Die Bezirksbehörde von Sialkót behauptet, dass die genommenen
Vorsichtsmaassregeln von Erfolg waren, und ist der Meinung, dass
der Erfolg ein sehr trauriger gewesen wäre, wenn man diese Maassregeln nicht ergriffen hätte. Nun war aber derselbe Fall schon
im Jahre 1862 da, dass in Jámmu eine heftige Choleraepidemie
herrschte und Sialkót auch ohne Cordon keine Empfänglichkeit
zeigte. Der damalige Deputy Commissioner (Mr. Macnab) schrieb
damals:

„Im Mai und Juni (1862) wüthete die Cholera mit solcher
Heftigkeit in Jámmu, dass der Maharaja seine Abreise nach
Kaschmir verschob, bis sie abnahm, während Sialkót und andere benachbarte Städte und Dörfer voll Menschen waren, welche
der Gefahr entflohen; sie scheinen die Krankheit nicht mitgeschleppt zu haben, da nur ein einziger isolirter Fall von Cholera
im Districte vorkam."

Zu anderen Zeiten ist auch Sialkót für Cholera empfänglich,
und es ist sehr bezeichnend, dass sowohl im Jahre 1862 als 1867
sich die Cholera in den gleichen Districten jener Gegend loca-
lisirte.

Hiermit halte ich allerdings die Frage über Quarantänen als
Schutzmittel gegen Cholera nicht für immer erledigt, aber soviel
scheint mir festzustehen, dass Quarantänen so lange ohne allen
Nutzen bleiben werden, so lange wir nicht andere Gesichtspunkte
dafür gewinnen, als bisher.

Sechster Abschnitt.

Desinfection.

Wie hoch man in Indien den Werth der Desinfection der Excremente im Allgemeinen schätzt, kann schon daraus entnommen werden, was bei Besprechung der Quarantäne verlautete. Anders als Bryden spricht sich selbstverständlich Macnamara über Quarantäne und Desinfection aus. Macnamara[1]) huldigt entschieden dem Princip der sauren Reaction bei der Desinfection. „Die Wahrheit für jetzt ist, dass jede Substanz, welche die Darmentleerungen bei Cholera sauer macht, ihre specifischen Kräfte zerstört." Macnamara empfiehlt als wesentliches Mittel zum Zwecke Eisenvitriol und dann auch Carbolsäure. Wenn man übrigens fragt, worauf er seine Ansicht gegründet hat, so sind es wie beim Einflusse des Verkehres nicht eigene Erfahrungen, welche in Indien, sondern Erfahrungen, welche von anderen in Europa gemacht worden sind. Namentlich schreibt er mit Dr. Budd es dem Eisenvitriol und der Carbolsäure zu, dass 1866 die Cholera in Bristol in England sich nicht zu einer Epidemie entwickelte. Macnamara giebt ein ganzes Regulativ zur Verhinderung der Cholera, welches auf dem Grundgedanken ruht, dass die Cholera durch die Darmentleerungen mitgetheilt wird, und dass der Infectionsstoff abstirbt, sobald man eine saure Reaction der Excremente hervor-

---

[1]) A. a. O. p. 400 und 477.

ruft. Macnamara hat der vorbauenden Behandlung der Cholera ein eigenes Capitel [1]) gewidmet, in welchem die Reinhaltung des Trinkwassers von Excrementen, dessen Filtration und Kochen sowie das Sauermachen und Sauererhalten aller Excremente eine Hauptrolle spielen.

---

[1]) A. a O. p. 463.

Abtritte.

Dass Unreinlichkeit im Allgemeinen die Cholerafälle vermehrt, ist auch in Indien allgemeine Annahme, aber nicht gerade, dass es vorwaltend die unreinlichen Abtritte sind, von welchen die Ansteckung ausgeht. Bryden[1]) geht über dieses Capitel, soweit es die weitverbreitete Epidemie des Jahres 1869 betrifft, mit den Worten hinweg: „Nicht einer von den Militärärzten nimmt an, dass die Regimentsabtritte sich als eine Quelle von Cholera erwiesen hätten, oder die Cholera unter der Mannschaft verbreitet haben könnten." Jedenfalls mangeln alle directen Beweise für Verbreitung der Cholera durch Abtritte in Indien, ja ich werde später beim Abschnitte „Individuelle Disposition" sogar einen Beweis vom Gegentheil anzuführen haben.

---

[1]) Sixth Report of the Sanitary Commissioner p. 236.

Achter Abschnitt.

Trinkwasser.

Auffallend gering ist in Indien auch die Ausbeute an That-sachen, welche nur einigermaassen für einen Einfluss des Trink-wassers sprächen, und nicht schon auf den ersten Blick ganz an-ders gedeutet werden könnten. Ich will einige Fälle, wie sie mir in den jüngsten Berichten aufgefallen sind, hier mittheilen [1]).

„In einer Abtheilung des 93. Regimentes zu Sépri waren fünf Fälle, welche alle tödtlich endeten. Der erste ereignete sich am 29. Juli 1869. Die Krankheit herrschte unter der umliegenden Eingeborenen-Bevölkerung seit einiger Zeit vorher, aber ihre Ein-schleppung in die Garnison konnte nicht nachgewiesen werden. Der Regimentsarzt Dr. Murray bemerkt, dass das Wasser, welches durch die Station in den Weiher geht, der Abfluss eines Theiles der Gegend ist, wo zwei Dörfer liegen, welche vorher von Cholera in ihrer bösartigsten Form heimgesucht waren. Choleraausleerun-gen sowohl als auch zersetzte thierische Stoffe von Vieh, welches während der Hungersnoth verendete und unbegraben auf dem Boden liegen blieb, wurden in den Strom gewaschen, und dieser Ursache glaubt man den Ausbruch der Krankheit in der Garnison zuschreiben zu können. Nicht weniger als 80 Procent alles Vie-hes in diesem Districte sollen Hungers gestorben sein. Unter den

Eingeborenen-Truppen in Sépri war nur ein einziger Choleraanfall im Jahre."

Ein anderer Fall [1]): „Im Irrenhause zu Lahór starben vom 5. bis 29. September 1869 von 200 Pfleglingen 33 an der Cholera. Die Anstalt hatte bisher Brunnenwasser, ging aber während der Epidemie zu Lahor zu Canalwasser über, das man für reiner hielt, Dr. Neil und Dr. Smith beschuldigen das Wasser vom Canal. Dr. de Renzy, der Sanitary Commissioner der Provinz, ist anderer Ansicht und hat darauf hingewiesen, dass ein zur Irrenanstalt gehöriges Etablissement das gleiche Wasser hatte, ohne dass Jemand erkrankte. Der einzige Unterschied zwischen dem Etablissement und der Irrenanstalt war, dass im ersteren das Wasser unfiltrirt, in letzterer filtrirt getrunken wurde. Da der Sand in den Filtern etwas verdächtig war, so wurde er einen Tag vor Ausbruch der Epidemie erneuert. Von den 33 Fällen ereigneten sich 23 zwischen dem 5. und 9. September, so dass die gleichzeitige Einwirkung eines Giftes angenommen werden muss."

Diese und ähnliche Fälle können alle nur darauf Anspruch machen, dass sie die Möglichkeit nicht ausschliessen, dass das Trinkwasser als Ursache des Ausbruches betheiligt sein konnte, aber sie sind weit entfernt, daraus schliessen zu können, dass nicht etwas anderes als das Trinkwasser die Ursache war. Nun bringt aber Macnamara [2]) eine Beobachtung, die in Indien gemacht worden ist, und die nach seiner Ansicht gar nicht anders zu deuten ist, als dass Cholerastühle im Trinkwasser die Ursache eines Ausbruches gewesen sind. „In Verbindung mit diesem Gegenstande kann ich die Umstände eines Falles erwähnen, welcher sich in einem anderen Theile des Landes ereignete, aber in welchem Falle positiv die Thatsache feststeht, dass frische Choleradejectionen ihren Weg in ein Gefäss mit Trinkwasser fanden und dass die Mischung der Hitze der Sonne während des Tages ausgesetzt war. Früh am nächsten Morgen wurde eine geringe Menge dieses Wassers von neunzehn Personen getrunken (als es genommen wurde, zog die Flüssigkeit weder durch Aussehen noch durch Geschmack oder Geruch die Aufmerksamkeit auf sich). Alle blieben während des Tages vollkommen gesund, assen, tranken, gingen zu Bett und schliefen wie gewöhnlich. Einer von ihnen wurde am nächsten Morgen beim Erwachen von Cholera befallen; der Rest der Ge-

---

[1]) A. a. O. p. 35.
[2]) A. a. O. p. 196.

sellschaft verbrachte den zweiten Tag ganz gesund, aber den nächsten Tag wurden zwei weitere davon von Cholera befallen; alle übrigen verblieben in bester Gesundheit bis Sonnenuntergang des dritten Tages, wo zwei weitere Fälle vorkamen. Diese waren die letzten, die übrigen 14 Personen entkamen ganz frei von Diarrhoe, Cholera oder sonst dem leisesten Unwohlsein."

Das ist ein Fall, den sich derjenige, welcher bereits an die Infection durch Excremente und Trinkwasser glaubt, nicht schöner ausdenken könnte, — viele werden diesen Fall dem berühmten von Snow in Broadstreet in London an die Seite stellen, ja selbst noch vorziehen; aber nur so lange wird das möglich sein, als man nicht fragt, welche Sicherheit geleistet werden kann, dass die Erkrankungen nur durch die angenommene Ursache und nicht durch andere gleichzeitig wirkende entstanden sind. Darüber hat Macnamara keine weiteren Belege beigebracht, und für denjenigen, welcher nicht schon an den Einfluss des Trinkwassers glaubt, hat dieser Fall gar keine Beweiskraft.

Wollte man solche isolirte einmalige Coincidenzen als Beweise für eine Annahme gelten lassen, so liesse sich von allem, was vorkommt, ein Einfluss auf die Infection beweisen. Macnamara selbst erzählt an einer anderen Stelle und in anderer Verbindung einen Fall[1]), aus dessen Coincidenzen sich Beliebiges beweisen liesse, z. B. dass nichts sicherer die Cholera hervorrufe, als ein Kindstaufschmauss oder eine bestimmte Sorte Rum. Als Beispiel, wie heftig in manchen Orten und zu manchen Zeiten die Cholera in Indien auftritt, erzählt Macnamara Folgendes: „Der Sergeant theilt mir ferner mit, dass die Frau eines Kameraden um diese Zeit ein Kind bekam; er hatte es nach acht Tagen getauft und hielt einen Taufschmauss, wozu er von der Marketenderei die üblichen anderthalb Gallonen Rum fasste. Mit Einschluss des Mannes und der Frau waren zwölf Personen gegenwärtig und am folgenden Abend waren alle von ihnen in ihren Gräbern, mit Ausnahme des kleinen Kindes, dessen sich eine Dame annahm, die jetzt in Calcutta lebt." Könnte man da nicht denken, das Gift müsste in den Taufschmauss gekommen sein, ob in die Suppe, ob ins Wasser, oder in den Rum, bleibe dahin gestellt. Nur das kleine Kind, welches allein von diesem Mahle nichts gegessen und nichts getrunken, entging der Cholera und dem Tode.

Dass das Trinkwasser bei vielen Choleraausbrüchen in Indien

---

[1]) a. a. O. p. 106.

keine Rolle gespielt hat, wird viel häufiger erwähnt und für viel wahrscheinlicher gehalten, als das Gegentheil [1]). Zuletzt fasst Cuningham, der Sanitary Commissioner, in seinem Berichte über die Cholera von 1869, S. 55, seine Ansicht dahin zusammen, dass er allerdings auf das Entschiedenste den hohen Werth eines reinen Trinkwassers unter allen Umständen — nicht bloss in Bezug auf Cholera — anerkenne, dass er aber keine Beweise für die Verbreitung der Cholera in den Ortschaften habe finden können.

Im Gefängnisse zu Amrítsar wurde nur gekochtes und filtrirtes Wasser gebraucht, und doch starben 13 pro mille von den Bewohnern des Gefängnisses. Von den Bewohnern der ganzen Stadt starben etwas mehr, 22 pro mille, das darf aber nicht etwa zu Gunsten des gekochten Wassers gedeutet werden, denn es ist eine bekannte Thatsache in Indien, dass in der Regel die Gefängnisse an Cholera verhältnissmässig weniger, als die unteren Classen der freien Bevölkerung zu leiden haben. Cuningham spricht deshalb auch in seinem 6. Jahresberichte [2]) von der vergleichsweisen Immunität der Gefangenen, erklärt sie aber aus der verbesserten Verpflegung, aus der individuellen Disposition. Sein Schlussurtheil ist: „Es giebt keinen thatsächlichen Beweis, zu zeigen, dass der fernere Fortschritt der Cholera ausschliesslich oder nur hauptsächlich auf die Einwohner dieses oder jenes besonderen Quartiers, oder auf Personen beschränkt blieb, welche ihr Trinkwasser von irgend einem besonderen Brunnen beziehen; im Gegentheil, das Specialcomité von Amrítsar stellt es als Ergebniss seiner Untersuchungen auf, dass die Cholera während des Monates Juni auf kein besonderes Quartier der Stadt beschränkt war, sondern dass vereinzelte Fälle in allen Richtungen vorkamen."

Die Trinkwassertheorie scheint in Indien einen sehr ungünstigen Boden und in den dortigen Choleraepidemien ebensowenig Stütze gefunden zu haben, als in den Typhusepidemien der Caserne zu Neustift in Bayern [3]). Am unzweideutigsten sprechen die fünfzehn Cholerakarten von Bryden dagegen, dass die Choleraepidemien der verschiedenen Districte dadurch entstünden, dass Choleraausleerungen ihren Weg in das Trinkwasser der einzelnen Orte fänden, dass die Excremente von Cholerakranken und das Trink-

---

[1]) Sixth Report of the Sanit. Commiss. p. 25 bis 29.

[2]) a. a. O. p. 67.

[3]) Siehe Medical Times and Gazette 1870, Nr. 1041 bis 1043 oder Zeitschrift für Biologie Bd. VI, S. 513.

wasser den specifischen Krankheitskeim und die örtliche und zeitliche Disposition für Epidemien darstellen könnten. Es ist unzweifelhaft, dass der persönliche Verkehr mit dem endemischen Choleragebiete in jedem Jahre über ganz Indien in ziemlich gleicher Weise verbreitet ist; warum gelangen aber die Choleraexcremente so ungleich, im endemischen Gebiete wohl jedes Jahr, aber immer nur zu gewissen Zeiten ins Trinkwasser? warum ausserhalb dieses Gebietes seltener und auch da nur zu gewissen Zeiten? Wer die Cholerakarten von Bryden nur ansieht und mit einander vergleicht, dem kann es nicht mehr im Ernste einfallen, einen Versuch zur Erklärung der Ausbreitung der Epidemien über Bengalen und das Panjáb zu verschiedenen Zeiten mit Annahme einer Verunreinigung des Trinkwassers durch Choleraexcremente zu machen.

Selbst wenn die Thatsachen unwiderleglich zeigen würden, dass die Choleraepidemien mit dem Genuss eines gewissen Trinkwassers unzertrennlich verknüpft wären, so würde die Snow'sche Hypothese in Indien zur Erklärung doch noch nicht ausreichend sein, denn sie vermöchte gar keine Andeutung einer solchen darüber zu geben, warum das Trinkwasser nur an gewissen Orten und zu gewissen Zeiten diese Eigenschaft annimmt. Wovon eigentlich die örtliche Disposition abhinge und wie sie zeitweise ins Trinkwasser überginge, wäre dann noch ebenso erst weiter zu suchen.

Die grosse Theilnahme, welche die Theorie von Snow in England und anderwärts so rasch gefunden, hängt wesentlich von der Beziehung ab, in welche man den Choleraausbruch von 1854 in Broadstreet in London mit einem Brunnen gebracht hat. Dieser Ausbruch erfolgte in der nächsten Nachbarschaft um einen vielbenutzten Pumpbrunnen und erreichte an dem Tage sein Ende, an welchem die Polizei die Handhabe vom Brunnen entfernte, d. h. den Brunnen schloss. Die Todesfälle in der Nachbarschaft dieses Brunnens erfolgten:

am 31. August in der Zahl von 31,
" 1. September " " " " 131;
" 2. " " " " " 125,
" 3. " " " " " 58,
" 4. " " " " " 52,
" 5. " " " " " 26,
" 6. " " " " " 28,
" 7. " " " " " 22,
" 8. " " " " " 14.

Am 8. September wurde der Brunnen polizeilich geschlossen.

4*

Bryden[1]) macht nun auf Grund seiner zahlreichen Erfahrungen über plötzliche und heftige locale Ausbrüche von Cholera in Indien auf diesen berühmten Londoner Fall aufmerksam und betrachtet ·ihn in einem bei ̄uns bisher ganz ungewohnten Lichte. Genau so verläuft nämlich die Cholera auch in indischen Regimentern auf dem Marsche, nachdem sie einmal in einem inficirten Orte übernachtet. Ich werde beim Abschnitte Incubation mehrere derartige Fälle mittheilen. Dass das Aufhören der Choleratodesfälle in Broadstreet mit dem Schliessen des Brunnens zusammenfällt, ist für Bryden gerade der sicherste Beweis, dass die Infection nicht vom Trinkwasser ausgegangen sein konnte; denn dann hätten die Fälle in grösserer Zahl auch nach Schluss des Brunnens noch bis zum 17. oder 18. September andauern müssen. Man sieht ohnehin aus dem Verlaufe, aus der raschen Abnahme der Fälle deutlich, dass die Cholera auch aufgehört hätte, wenn der Brunnen am 8. September von der Polizei nicht geschlossen worden wäre.

Hier verweise ich auch auf den höchst wichtigen Fall, welchen mir Se. Excellenz Sir Patrick Grant, Governor von Malta, im Mai 1868 aus seiner Erfahrung in Indien mittheilte[2]) und den ich in meiner Abhandlung über die Immunität von Lyon bereits veröffentlicht habe. In diesem Falle ist der Einfluss des Trinkwassers absichtlich und mit aller Sorgfalt ausgeschlossen worden, und es bleibt als ätiologisches Moment nichts übrig, als der kurze Aufenthalt der Truppe in einem Flussthale, in welchem zu dieser Jahreszeit die Cholera epidemisch zu sein pflegt. Wir werden in den nächsten Abschnitten gleich noch mehrere dieser schlagenden Fälle kennen lernen.

---

[1]) a. a. O. p. 199.
[2]) Zeitschrift für Biologie Bd. IV, S. 441.

Neunter Abschnitt.

Incubation.

Die Frage, wie lange eine Person dem inficirenden Einfluss ausgesetzt sein muss, um zu erkranken, oder wie bald nach einer Gelegenheit zur Infection und wie lange darnach Erkrankungen vorkommen, mit anderen Worten die Frage nach der Incubationszeit ist ätiologisch von grosser Wichtigkeit, weil eine Anzahl hergebrachter Vorstellungen dadurch berichtigt, bestätigt oder auch ausgeschlossen wird. Bryden[1] theilt einige in dieser Hinsicht typische Fälle mit.

Das 66. Górkha-Regiment marschirte im März 1857 in zwei Abtheilungen oder Flügeln etwa 70 Meilen von einander entfernt fast gleichzeitig von der Ebene ganz cholerafrei nach den Bergstationen längs des Himálaya, der eine Flügel *A* nach Almórah, der andere *B* nach Lohughát und beide wurden erst auf dem Wege dahin inficirt. Der Flügel *A* mit dem Hauptquartier in einer Stärke von 611 Mann gelangte am 13. März cholerafrei in das Tarái, einen schmalen, aber sehr langgestreckten Landstrich zwischen der Gangesebene und Náini Tal, den Vorbergen des Himálaya. Dieses Tarái ist wegen Fieber und Cholera verrufen und auch gerade damals wüthete die Cholera wieder darin, während Náini Tal wegen seiner Salubrität überhaupt und namentlich auch wegen seiner Unempfänglichkeit für Choleraepidemien bekannt ist. Schon am 14. Morgens brach dieser Flügel des Regimentes im Tarái wieder auf und marschirte

---

[1] a. a. O. p. 180.

aufwärts nach Náini Tal, was damals ganz cholerafrei war und
auch geblieben ist und machte in Almórah Halt.

Ein erster leichterer Cholerafall zeigte sich bereits nach der
Ankunft in Náini Tal, also etwa 24 Stunden nach Eintritt der
ersten Gelegenheit zur Infection; der erste tödtlich endende Fall
ging am 16. März zu, dann am 17. 2, am 18. 10, am 19. 9, und am
22. März 1, welcher der letzte tödtlich endende Fall war, während
einige leichtere Fälle noch folgten, die aber nicht speciell angegeben sind. Bryden hat in den Berichten nur das Datum der 23
tödtlich endenden Fälle vorgefunden, welche alle innerhalb zehn
Tagen zugegangen waren; schwerere und leichtere Fälle zusammen
sind im Ganzen 60 vorgekommen, was für 611 Mann eine Morbilität von nahezu 10 Procent entspricht. Drei Tage nach mehr-
stündigem Aufenthalte in einem inficirten Orte zeigte sich demnach
der erste schwere Fall, sechs Tage darnach erreichten die schweren
Erkrankungen die höchste Zahl, zehn Tage darnach kam der letzte
schwere Fall vor.

Der andere Flügel *B* marschirte in einer Stärke von 361 Mann
gegen Lohughát, der anderen Bergstation; dieser erreichte gleichfalls cholerafrei das böse Tarái etwa eine Woche später als *A*
(der genaue Tag der Ankunft im Tarái ist in Bryden's Bericht
leider nicht angegeben). Auch dieser Flügel verweilte nur an einem
Tage im Tarái, marschirte ebenso den nächsten Tag gleich wieder
weiter und langte am 23. März in Lohughát an. In diesem Flügel
B trat der erste tödtlich werdende Fall am 21. März auf, am 22.
2, am 23. 2, am 24. 18, am 25. 8, am 26. 1, am 27. März 1, der
letzte tödtlich endende Fall.

Die Mortalität der beiden Flügel *A* und *B* ist eine sehr ungleiche (37 und 91 pro mille). Warum die Cholera in der Abtheilung *B* um so viel bösartiger war, als in *A*, lässt sich nicht
angeben, ob *B* einer grösseren Quantität, oder wie man gewöhnlich
glaubt, einer stärkeren Qualität des Infectionsstoffes ausgesetzt war,
ob in Folge von Einflüssen auf dem Marsche sich die individuelle
Disposition so verschieden hoch gesteigert hatte, muss man einstweilen dahin gestellt sein lassen.

Es ist nicht ohne Interesse, den Verlauf in den beiden Truppenkörpern nebeneinander zu stellen.

Flügel *A*.	Flügel *B*.
Von 611 Mann erkrankten tödtlich	Von 361 Mann erkrankten tödtlich
am 16. März 1;	am 21. März 1,
„ 17. „ 2;	„ 22. „ 2,
„ 18. „ 10;	„ 23. „ 2,
„ 19. „ 9;	„ 24. „ 18,
„ 22. „ 1.	„ 25. „ 8,
	„ 26. „ 1,
	„ 27. „ 1.

Man sieht, dass durch einen ganz vorübergehenden Aufenthalt an einer inficirten Stelle eine Truppenabtheilung decimirt werden kann, indem sie die Infection in sich aufnimmt und fortträgt und anderwärts ausbrütet, ganz ähnlich, wie die Pilger am 12. April 1867 in Hardwár inficirt wurden und auf der Heimreise erkrankten. Die meisten Erkrankungen des Regimentes erfolgten nach der Ankunft in den immunen Bergstationen. Bemerkt zu werden verdient auch, dass diese Truppen die Cholera, die sie vom Tarái mit sich führten, weder in Náini Tal, noch in Almórah oder Lohughát weiter zu verbreiten oder mitzutheilen vermochten.

Diese Thatsachen aus Indien stimmen sehr genau mit der Incubationsdauer überein, welche in Bayern 1854[1]) sich ergeben hat, als man die Fälle ausmittelte, in denen ein Individuum aus einer bisher ganz cholerafreien Ortschaft plötzlich in einen stark inficirten Ort kam und man dann die Frage stellte, was die kürzeste Frist war, bis solche Individuen einen ausgebildeten Choleraanfall bekamen? Es wurden Zeiträume von $2\frac{1}{2}$ bis 5 Tagen, im Durchschnitt 3 Tage als Minimum beobachtet.

In dem folgenden Abschnitte wiederholen sich Beispiele von diesem typischen Verlauf der Cholera unter einer zu gleicher Zeit inficirten Menschenmasse zu Land und zur See noch öfter.

---

[1]) Hauptbericht S. 30 und 36.

Zehnter Abschnitt.

Ortsveränderung.

———

Die Eingeborenen Indiens haben von jeher es für das beste Mittel gegen die Cholera gehalten, den Ort zu fliehen, wo sich ihr epidemischer Einfluss kund giebt, und gegenwärtig ist es bei den europäischen und Eingeborenentruppen bereits eine eingebürgerte Maassregel, die Caserne, das Lager, die Linien möglichst bald zu verlassen, sowie sich Choleraanfälle unter der Mannschaft zu zeigen anfangen.

Der 6. Bericht von Cuningham über das Jahr 1869 sowohl, als auch der grosse Cholerabericht von Bryden enthalten darüber zahlreiche und mitunter höchst lehrreiche Thatsachen. Im Allgemeinen spricht sich Cuningham folgendermaassen aus[1]): „In der ersten Abtheilung dieses Berichtes sind sehr viele Beispiele gegeben, in welchen für die wohlthätigen Wirkungen der unmittelbaren Entleerung inficirter Gebäude und des Beziehens eines Lagers das günstigste Zeugniss niedergelegt ist, und das beschränkt sich nicht bloss auf die europäischen Truppen, sondern dehnt sich auch auf die Eingeborenentruppen und die Gefangenen aus. Einige Fälle sind allerdings citirt worden, in welchen keine Ortsveränderung gemacht wurde, und die Krankheit doch nach einigen wenigen Fällen aufhörte; wieder andere wurden mitgetheilt, in welchen der Ortsveränderung (*movement*) wohl günstige Resultate folgten, aber doch nicht gerade angenommen werden muss, dass beides in der

———

[1]) a. a. O. p. 59.

Beziehung von Ursache und Wirkung zu einander stände. Aber allgemein genommen kann es keine Frage sein, dass die Ansicht der Beobachter während der letzten Epidemie (1869) der Ortsveränderung entschieden günstig lautet." Ebenso werden andere Fälle mitgetheilt, in welchen die Ortsveränderung von einem sehr schlechten Erfolge begleitet war.

Aus allem geht deutlich hervor, dass nicht jede Ortsveränderung an sich von gutem Einfluss ist, sondern dass es darauf ankommt, wie der Ort, den man verlässt, sich zur Zeit des Aufbruches zum örtlichen choleraerzeugenden Processe verhält, — wie bald oder wie spät man einen Ort verlässt, und ebenso wohin man sich begiebt, wie der Ort beschaffen ist, den man aufsucht; denn man kann bei solchen Dislocationen auch vom Regen in die Traufe kommen.

Die in Indien im Allgemeinen von Niemand bezweifelte günstige Wirksamkeit der Dislocationen ganzer Abtheilungen ohne irgend eine Ausscheidung von Gesunden und Kranken, Inficirten und Nichtinficirten ist eine Thatsache, welche wohl für eine vom Orte ausgehende inficirende Wirkung spricht, welche aber mit der in Europa noch vielfach eingebürgerten Ansicht von der leiblichen Contagiosität der Cholera geradezu unverträglich ist. Ich will nun einige Beispiele aus Bryden's und Cuningham's Berichten mittheilen.

Durchschnittlich verlaufen die Choleraepidemien in den Casernen Indiens auch innerhalb 2 bis 3 Wochen, wie bei uns, und gehen wesentlich mit den Stadttheilen, in denen sie liegen, manchmal aber erstrecken sie sich auch über Monate. Bryden[1]) macht namentlich auf die Garnison in Morár aufmerksam, wo im Jahre

1860	die Cholerafälle vom		22.	Juli	bis	16.	Sept.	mit	79	Todesfällen
1861	„	„	„	25.	„	„	27.	„	„	148	„
1862	„	„	„	10.	„	„	20.	„	„	36	„
1865	„	„	„	23.	„	„	18.	„	„	10	„
1867	„	„	„	10.	„	„	11.	„	„	14	„

vorkamen, oder, wie Bryden sagt, so lange der Monsun wehte. Der Verlauf wird viel mehr von der örtlichen und zeitlichen Disposition des Ortes, als vom Verkehr mit Cholerakranken u. s. w. regiert.

---

[1]) a. a. O. p. 174.

Dass für den Verlauf und die Dauer einer Choleraepidemie in einem Regimente nicht die Personen, sondern die Oertlichkeit das Entscheidende ist, dafür ergeben sich in Indien die klarsten Beweise.

In Peshául', einer Stadt in einem Seitenthale des Indus, lag im Jahre 1867 das 42. Hochländer-Regiment mit noch anderen europäischen Truppentheilen. Vom 20. Mai an herrschte die Cholera.

Als man die Ueberzeugung hatte, dass die Cholera epidemisch sei, wurde das 42. Hochländer-Regiment in einer Stärke von 765 Mann nach einer Bergstation, nach Chirút, etwa 30 englische Meilen von Peshául' und 5000 Fuss über dem Meere, beordert, die anderen europäischen Truppen blieben in der Stadt zurück.

Vom 42. Regimente erkrankten in Peshául', auf dem Marsche und in Chirút binnen 12 Tagen nicht weniger als 129 Mann, von denen 67 an der Cholera starben. Aber damit war in so kurzer Zeit die Epidemie dieses Truppentheiles beendigt, während bei den in Peshául' zurückgebliebenen europäischen Truppen die Cholerafälle vom 20. Mai bis 4. Juli andauerten und noch 93 Todesfälle verursachten.

Niemand wird sagen, dass das 42. Regiment deshalb so schnell von der Cholera frei wurde, weil es keinen Ansteckungsstoff von Peshául' mitgenommen hätte, den es ja nach der Ansicht der Contagionisten in den Ausleerungen derer, welche auf dem Marsche und in Chirút an Cholera erkrankten, überdies noch reichlich selbst producirt hätte, aber das Regiment war den örtlichen Einflüssen von Peshául' entrückt, welche zur Erzeugung zahlreicher weiterer Infectionen nothwendig gewesen wäre.

Wenn man diesen Fall genau betrachtet, so möchte man sich fragen, ob dieses Hochländer-Regiment vielleicht mit weniger Opfern davongekommen wäre, wenn es einige Tage früher nach Chirút abmarschirt wäre, d. h. wenn es vor seinem Aufbruch weniger lang der örtlichen Infectionssphäre ausgesetzt gewesen wäre. Es grenzt ans Wunderbare, dass zwei Jahre später in der Epidemie von 1869 diese Frage bereits am nämlichen Orte eine thatsächliche Antwort erhielt[1]).

Im 104. Regimente zu Peshául' erschien die Cholera am 11. September 1869. Am 13. September, nachdem im Regimente 5 Fälle vorgekommen waren, brach der linke Flügel, bestehend aus

---

[1]) Sixth Report p. 40.

197 Mann mit 9 Officieren und ergriffene Compagnien in sich
schliessend, nach Chirút auf und marschirte bis Chamkáni, am 14.
nach Ámar, am 15. nach Julezái, wo er bis zum 27. Halt machte,
und er kam dann am 30. September in Chirút an. Während des
Haltes in Julezái kamen zahlreiche Diarrhoen und 3 Cholerafälle
vor, von denen 2 tödtlich endeten. Damit war aber für den linken
Flügel alle Krankheit vorbei.

Der in Peshúur gebliebene rechte Flügel des 104. Regimentes,
der 278 Mann und 17 Officiere zählte, hatte am 13. September,
einige Stunden nach dem Abmarsch des linken Flügels, 1 Cholerafall, am 14. 1, am 15. 2, am 16. wieder 1. Am 17. früh trat endlich auch der rechte Flügel den Marsch nach Chirút auf demselben
Wege an, den der linke Flügel gemacht hatte. Am selben Tage
schon, nach Ankunft im Lager zu Chamkáni, kamen 3 Fälle vor.
Da die Leute spät ihr Lager erreichten, wurde beschlossen, den
nächsten Tag zu rasten. Am 18. gingen 15 Cholerafälle zu. Am
Nachmittag des 18. kam ein Sturm mit Staub und Regen. Da hielt
man es für gerathen, das Lager ein paar Meilen weiter, auf einem
höheren Punkte aufzuschlagen, und blieb dort den 19. und 20. Am
19. kamen 27 Cholerafälle vor, am 20. 7, und nun nahm die Epidemie rasch ab. Am 7. October erreichte auch der rechte Flügel
Chirút, nachdem er auf dem Marsche 68 Cholerafälle und 42 Todesfälle gehabt hatte. Im November besichtigte Cuningham, der
Sanitary Commissioner, das Regiment in Chirút und traf es in bester
Gesundheit.

Es dürfte nicht überflüssig sein, eine tabellarische Uebersicht
über den unglücklichen Marsch des rechten Flügels des 104. Regimentes zu haben.

Datum	Ort	Erkrankt	Gestorben
17. September	Chamkáni	3	—
18. „	„	15	6
19. „	2 engl. Meilen weiter	27	5
20. „	„	7	9
21. „	Ämar	2	4
22. „	Amarpaean	2	3
23. „	„	3	3
24. „	„	—	2
25. „	Julczái	—	—
26. „	„	5	2
27. „	„	1	1
28. „	„	1	2
29. „	Shahkót	2	1
30. „	„	—	2
3. October	„	—	1
5. „	„	—	1
	Summa	68	42

Der Contrast zwischen den beiden Flügeln ist höchst auffallend. Der linke Flügel, der am 13. September ausmarschirte, hatte zwei Tage darauf 3 Erkrankungen und 2 Todesfälle. Der rechte Flügel, der erst am 17., also bloss vier Tage später, von derselben Stelle aufbrach und denselben Weg nahm, hatte 68 Erkrankungen und 42 Todesfälle.

Vom Regimente waren ausserdem noch 132 Mann in Peshàur im Depôt zurückgeblieben, nebst 43 Frauen und 55 Kindern. Davon marschirten noch 36 Mann den beiden Flügeln nach und doch kamen in dem kleinen Reste darnach noch 38 Cholerafälle vor. Cuningham bemerkt überdies, dass man dabei auch noch in Rechnung zu ziehen habe, dass ein Theil der zurückgebliebenen Mannschaft im Fort Dienste machte, welches von der Cholera verschont geblieben ist.

Diese Thatsachen bedürfen keiner Discussion, sie sprechen für sich selbst und fordern zu ernstem Denken auf. Wie gross der Nachtheil manchmal ist, einen cholerainficirten Ort nicht rechtzeitig verlassen zu können, sieht man in Peshàur nicht nur im Jahre 1867, sondern ebenso 1869. Bryden stellt die Verluste der

1867 dort nach Ausschluss des 42. Regimentes zurückgebliebenen Truppen mit den Verlusten des 70. Regimentes im Jahre 1853 zu Khánpur zusammen. Die Zusammenstellung ist insofern interessant, als an beiden Orten und in beiden Jahren der erste Fall am gleichen Monatstage, am 20. Mai, sich ereignete. Man sieht, wie an einem Orte, so lange er epidemisch ergriffen ist, auch in ein und demselben Truppenkörper lange Zeit Cholerafälle vorkommen, so dass unsere gewöhnlichen europäischen Vorstellungen vom persönlichen Durchseuchtwerden im Heimathlande der Cholera nicht viel Unterstützung finden. Namentlich das 70. Regiment in Khánpur zeigt sehr deutlich mehrere Exacerbationen, aus denen man schliessen muss, dass die örtliche inficirende Ursache zeitweise zu- und abgenommen hat. Das Gorkharegiment, welches vom Tarái über Náini Tal nach Almórah marschirte, war in 9 Tagen durchseucht, das '70. Regiment in Khánpur brauchte mehr als 90 Tage; das eine kam binnen 24 Stunden aus dem Bereiche der inficirenden Oertlichkeit, das andere musste darin verbleiben.

Europäische Truppen zu Peshâur 1867 (mit Ausschluss des 42. Regimentes). 889 Mann hatten 96 Todesfälle.				70. Regiment zu Khânpur 1853. 911 Mann hatten 261 Erkrankungen und 183 Todesfälle.			
Datum	Zugang tödtlicher Fälle	Datum	Zugang tödtlicher Fälle	Datum	Todesfälle	Datum	Todesfälle
20. Mai	1	12. Juni	5	20. Mai	1	26. Juli	7
21. „	2	13. „	5	21. „	2	27. „	13
22. „	3	14. „	1	21. „	1	28. „	4
23. „	1	15. „	9	—	—	29. „	8
21. „	4	16. „	3	4. Juni	5	30. „	8
25. „	4	17. „	2	5. „	5	31. „	6
26. „	5	18. „	2	6. „	1	1. Aug.	13
27. „	2	19. „	3	7. „	6	2. „	4
28. „	1	20. „	1	8. „	4	3. „	8
29. „	2	21. „	1	9. „	2	4. „	5
30. „	1	22. „	3	11. „	1	5. „	4
31. „	2	23. „	1	15. „	1	6. „	7
1. Juni	—	24. „	1	19. „	2	7. „	11
2. „	1	25. „	1	26. „	2	8. „	8
3. „	2	26. „	—	27. „	1	9. „	6
4. „	3	27. „	—	—	—	10. „	3
5. „	1	28. „	1	19. Juli	2	11. „	1
6. „	3	29. „	—	21. „	2	14. „	1
7. „	1	30. „	—	23. „	4	16. „	1
8. „	7	1. Juli	—	21. „	8	17. „	1
9. „	1	2. „	—	25 „	13	24. „	1
10. „	5	3. „	—				
11. „	4	4. „	1			Summa	183
		Summa	96			200 pro mille	
		97 pro mille					

Zur Vervollständigung will ich noch einige Beispiele von erfolglosen oder selbst unglücklichen Ortsveränderungen aus der Epi-

demie 1869 mittheilen. Besonders unglücklich war zu Allahabád
das 58. Regiment[1]). Es hatte den ersten Fall schon am 22. Febr.,
einen Monat später begann die Epidemie, und mit Ausnahme
einer kleinen Pause, Ende Juni und Anfangs Juli, ging die Cholera
bis Mitte August fort. Während dieser ganzen Zeit litt das Regiment mehr oder weniger, obschon es stets die Caserne verliess,
sobald sich wieder einige Cholerafälle zeigten. Es verlor von
661 Mann 81 an der Cholera. Der Arzt des Regimentes behauptet,
dass trotzdem die Ortsveränderung (*movement*) jederzeit von gün-
stigem Erfolge begleitet gewesen sei, die Cholera habe die Truppen nur stets wieder befallen, so' oft sie in die Garnison zurück-
kehrten. Ich komme auf dieses Regiment nochmal zu sprechen
bei der individuellen Disposition; es verhielten sich nämlich die
vereinigten beiden Flügel sehr ungleich.

Ein Theil des 62. Regimentes zu Lakhnáu litt gleichfalls schwer.
„Am 1. August marschirte die E. Compagnie und die Musik nach
Alumbágh, vier Meilen weit. Am 4. August die B. Compagnie
und diejenigen, welche das Quartier Nr. 6 für Verheirathete inne
hatten. Keine Fälle ereigneten sich am Tage, wo sie das Lager
bezogen. Darnach eine Erkrankung am 2. und neun am 3.,
sieben endeten tödtlich. Am 4. acht erkrankt, fünf gestorben;
am 5. drei und zwei Todesfälle; am 6. drei und drei starben;
am 7. drei und zwei starben. Am 9. nach Shápur übergesiedelt,
acht Meilen entfernt, auf Elephanten und Tragsesseln (doolies);
einer erkrankt und gestorben, am 11. drei erkrankt, am 28. einer
erkrankt und gestorben." Drei Umstände führt Cuningham
an, welche diesem Regimente besonders ungünstig waren: Erstens
waren sie neu im Lande, sie waren theils erst im Mai, theils fünf
Monate früher gelandet worden; zweitens hatten sie eine grosse
Zahl junger und zarter Recruten; drittens wurden die Uebersiedelungen nicht mit hinreichender Entschiedenheit vorgenommen. Bei mehreren Anlässen wurden die Gebäude nicht eher
entleert, als bis zwei, drei, vier, selbst fünf Fälle darin vorgekommen waren. Die anderen Uebersiedelungen zu Lakhnáu, welche
unmittelbar nach dem Erscheinen der Krankheit in einer Localität vorgenommen wurden, waren viel befriedigender.

Vom ersten Bataillon des 7. Regimentes in Ságor (Malwa)
siedelte eine Abtheilung, 120 Mann stark, in ein Lager über, und

---

[1]) Sixth Report, p. 59.

der Erfolg war ein unheilvoller, obschon sie bereits beim zweiten
Falle das Gebäude verliessen. Cuningham meint, entweder hätten die Leute doch schon inficirt das Gebäude verlassen, oder vielleicht, „anstatt dem Einfluss, welcher in dem Gebäude, welches
sie verliessen, in Thätigkeit war, zu entrinnen, schlugen sie ihr
Lager auf einer Stelle auf, wo dieser Einfluss ebenso verderblich,
ja sogar noch verderblicher war."

Auch die Uebersiedelungen in Pesháur waren mit Ausnahme
des linken Flügels des 104. Regimentes, der noch rechtzeitig nach
Chirút entkam und nur zwei Todesfälle hatte, von schlechtem Erfolge. Nicht nur der rechte Flügel des 104. Regimentes, sondern
auch das 36. Regiment verlor viele Menschen, obschon es in verschiedenen Lagern im Thale von Pesháur umherzog; ebenso die
Artillerie in den Batterien. Cuningham macht darauf aufmerksam, dass die Krankheit in den verschiedenen Truppenkörpern,
gleichviel ob sie in Casernen, in einem Lager oder sonst wo in
Pesháur waren, ebenso wie in der Civilbevölkerung und in den
Bazars der Stadt die Akme, den höchsten Stand gleichzeitig an ein
und demselben Tage, am 19. September, überall erreichte, was
nach seiner Ansicht wieder nicht möglich wäre, wenn die Verbreitungsart der Cholera diejenige contagiöser Krankheiten wäre,
oder von einem bestimmten Trinkwasser abhinge, während so
etwas bei einer weiter verbreiteten Gleichmässigkeit der Bodenbeschaffenheit und gewisser klimatischer Einflüsse darauf wohl
denkbar ist.

Die durchschnittliche Dauer der Cholera bei Ortsveränderungen (Märschen) der Truppen aus Eingeborenen hat Bryden [1])
in einer Tabelle zur Anschauung gebracht, welche schon früher
von Lorimer über die die Truppenbewegungen in der Präsidentschaft Madras begleitenden Krankheiten angefertigt hatte und die
von Bryden nur für die Cholera neu geordnet wurde. Die Tabelle
umfasst sämmtliche Märsche der Eingeborenen-Regimenter vom
Jahre 1829 bis 1844 und lässt erkennen, wie lange vom ersten
Falle an gerechnet tödtlich endende Fälle auf den Märschen vorgekommen sind. Das Minimum der Dauer ist 9 Tage, das Maximum
22 Tage, das Mittel 13 Tage, also ein ganz ähnlicher Zeitraum,
wie ihn auch bei uns die Untersuchungen über die durchschnittliche Dauer der Todesfälle in einzelnen Häusern eines epidemisch

---

[1]) Bryden, p. 180.

ergriffenen Ortes, über die Hausepidemien, ergeben haben. Die
auf dem Marsch befallenen Natives-Regimenter hatten

60 Proc. aller Fälle nach den ersten 4 Tagen
72 „ „ „ „ „ „ 5 „
98 „ „ „ „ „ „ 12 „

von dem ersten tödtlich endenden Fall an gerechnet.

———

Elfter Abschnitt.

Cholera auf Schiffen.

Die Schiffe sind gleichfalls als Mittel der Ortsveränderung aufzufassen, nur mit dem constanten Unterschiede von Ortsveränderungen zu Lande, dass Schiffe stets als immune Orte zu betrachten sind, nach denen zwar inficirte Personen, ja in gewisser Verpackung selbst auch Infectionsstoff im reifen und unreifen Zustande vom Lande gebracht werden kann, aber nie kann ein Schiff die Rolle des Bodens beim Choleraprocess übernehmen, so wenig als die Menschen darauf, immer ist die Cholera auf Schiffen von vorausgegangenen Einflüssen und Processen auf dem Lande bedingt und abhängig. Ich habe diesen Satz von jeher aufgestellt und namentlich in meiner schon öfter citirten Abhandlung über Lyon und das Vorkommen der Cholera auf Seeschiffen mehrere schlagende Beispiele zusammengestellt, die ich bisher für selten vorkommende Fälle hielt; zu meiner Ueberraschung erfahre ich nun aus den Untersuchungen in Indien, dass solche lehrreiche Fälle sogar sehr regelmässig zur Beobachtung kommen. Bryden generalisirt seine Erfahrungen über das Vorkommen der Cholera auf Schiffen [1] in Indien mit folgenden Worten: „Man hat beobachtet, dass die Mannschaft auf Schiffen, wenn sie von verschiedenen Orten herstammt und unmittelbar vor der Abfahrt eingeschifft

---

[1] Bryden, p. 238.

wurde, keine Gemeinschaft des Erkrankens zeigt, indem sich die Cholera auf diejenigen beschränkt, welche aus einem bestimmten Quartier eingeschifft sind." Das schliesst natürlich nicht aus, dass hier und da ausnahmsweise einzelne Infectionen auf dem Schiffe erfolgen, insofern vom Lande die nöthige dort erzeugte Menge Infectionsstoff gebracht wird, aber in der Regel, ja fast ausschliesslich erfolgen Choleraanfälle auf Schiffen nur bei Personen, die zuvor auf dem Lande waren und das Schiff wahrscheinlich schon inficirt bestiegen haben; denn die Menschen auf dahin segelnden Schiffen verhalten sich nicht anders, als wie Truppen auf dem Lande, welche aus einem inficirten Orte kommen und in einem immunen Orte erkranken. (Marsch des 66. Gorkha-Regimentes im Jahre 1853 vom Taráí über Náini Tal nach Almórah und Lohughát; Marsch des linken Flügels des 104. Regimentes im Jahre 1869 von Peshául am 13. September und des rechten Flügels am 17. September nach Chirút.)

Bryden zieht einen Fall aus der Epidemie des Jahres 1865 in Gibraltar hierher, den auch ich schon in meiner Abhandlung „über die Immunität von Lyon und das Vorkommen der Cholera auf Seeschiffen" [1] ausführlich mitgetheilt habe, und den Bryden geradezu mit dem Falle der beiden Flügel des 104. Regimentes in Peshául 1869 vergleicht und parallelisirt.

In Gibraltar zeigte sich am 19. August 1865 der erste Cholerafall in der Stadt. An diesem Tage schiffte sich an Bord des „Windsor-Castle" der linke Flügel des 9. Regimentes nach dem Cap der guten Hoffnung ein und kam dort an, ohne auf der Reise eine Spur von Cholera an Bord gehabt zu haben.

Am 21. August schiffte sich an Bord des „Renown" der rechte Flügel desselben Regimentes mit derselben Bestimmung ein. Da unter den Personen, welche beim Einschiffen thätig waren, am 22. August ein Cholerafall vorkam, so blieb das Schiff noch 30 Stunden vor Anker. Nachdem kein weiterer Fall vorkam, trat der „Renown" am 23. August seine Reise nach dem Cap an. Auf diesem Schiffe, das mit dem rechten Flügel des Regimentes vier Tage später von Gibraltar abreiste, als das andere mit dem linken Flügel, brach am 5. September fern vom Lande auf dem Wege nach dem Cap die Cholera aus. Dass die Cholera des „Renown" von Gibraltar stammte und da schon an Bord genommen wurde, also eine Cholera von Gibraltar und nicht eine davon unabhängige

---

[1] Zeitschrift für Biologie. Bd. IV, S. 435.

Cholera des Schiffes war, spricht sich in dem gleichzeitigen Verlauf der Cholera in Gibraltar und auf dem Schiffe aus, obschon dieses in weiter Ferne nach dem Cap dampfte, und in einer ganz anderen Zone sich befand. Vom 5. bis 19. September starben der Schiffsarzt, neun Mann, eine Frau und mehrere Kinder. Auch in Gibraltar erreichte die Epidemie ihren Höhepunkt zwischen dem 5. und 19. September. Bis zum 5. September kamen in Gibraltar[1]) immer nur wenige sehr vereinzelte Cholerafälle vor, aber vom 5. auf den 6. September stiegen sie plötzlich von 7 auf 15 und erreichten das tägliche Maximum mit 49 Fällen am 13. September, ähnlich wie es auf dem fern im Weltmeer nach dem Cap steuernden Schiffe war.

Es ist nicht ohne Interesse, Bryden's eigene Worte[2]) über diesen Fall zu vernehmen:

„Dieser Fall scheint mir ein seltener und ein wichtiger zu sein. Er ist eine blosse Illustration eines Choleraausbruches von normaler Dauer (14 Tage) mit einem Miasma, welches einen Schlummer vom 19. August bis 5. September hielt. Vergleiche den Pesháur-Ausbruch 1867[3]). Es ist eine sichere Wahrheit, dass Pesháur am 19. Mai ergriffen wurde und es ist ebenso eine Thatsache, dass Gibraltar am 19. August ergriffen wurde. Ich betrachte es als bestimmt erwiesen, dass die Cholera im Pesháur Thale in der ersten Woche des Juni wieder erschien, und ich schrieb dieses zur Zeit dem Aufgehen der Saat zu, welche am 19. Mai gesäet worden war. Hier sprosst am 5. September das Gleiche auf dem „Renown" empor, obschon das Schiff 14 Tage lang auf offener See war, genau nach der gleichen Anzahl von Tagen. Dieses Aufgehen der latenten Cholera war der Ursprung der 14 tägigen Cholera (vom 5. bis 19. September), dessen Parallele die Pesháur Cholera ist, die sich vom 5. bis 19. Juni ereignete, und die Cholera auf dem „Renown" coincidirte mit der Periode der grössten Intensität in der Festung Gibraltar. Der Keim war offenbar mit dem Bataillon an Bord gebracht worden. Es mögen die Kleider des Regimentes inficirt worden sein, während sie in der Vorbereitung zur Reise gewaschen wurden, oder die Regimentsbagage mag inficirt worden sein, während sie offen da lag, um an Bord genommen zu werden. In welcher Gestalt

---

[1]) Report on the sanitary Condition of Gibraltar. The epidemic Cholera in the year 1865 by Dr. Sutherland, p. 40, Tabelle IV.

[2]) Bryden, p. 182.

[3]) Siehe oben S. 62.

das Miasma an Bord kam, bleibt rein Sache der Vermuthung, aber es ist klar, es musste eine Infection der Personen oder ihrer Sachen auf dem Lande stattgefunden haben. Ich betrachte diesen Fall als typisch für fast alle Ausbrüche, welche auf Schiffen ohne besondere Verwickelung vorkommen, und es ist ein Glück, dass wir im Stande sind, diesen Fall durch eine solche Parallele auf dem Lande zu beleuchten, wie die vom Peshâur Thale im Jahre 1867 ist."

Cuningham, der Sanitary Commissioner, hat in seinem Berichte über die Epidemien von 1869 einen eigenen Paragraphen [1] mit der Ueberschrift: „die Cholerastatistik auf Auswandererschiffen." Er sagt: „Die Statistik über Cholera an Bord der Auswandererschiffe, welche von Indien absegeln, liefert eine besondere Classe von Thatsachen, welche bisher nicht mit der Aufmerksamkeit verfolgt worden sind, welche sie verdienen. Man benutzte dafür die Details von solchen Fahrzeugen, welche von den Haupthafenplätzen ausliefen, und obwohl sie bis zu einem gewissen Grade noch unvollständig und vielleicht auch ungenau sein mögen, so sind die Ergebnisse doch berichtenswerth.

„Zwischen 1843 und 1869 haben nur neun Fahrzeuge, welche mit Auswanderern von Madras fortgingen, an Cholera gelitten. Die grösste Zahl von Fällen beträgt 26 auf einem Schiffe mit 338 Passagieren. In fünf dieser Schiffe wechselte die Zahl von einem einzelnen Falle bis zu sechs. Die Krankheit beschränkte sich nicht auf die ersten Tage der Reise.

„Von Bengalen nach Mauritius war viele Jahre lang eine sehr lebhafte Auswanderung im Gange. Zwischen 1850 und 1868 ergiebt sich, dass 431 Schiffe von Calcutta nach Port Louis fuhren, die nicht weniger als 138 036 Auswanderer dahin brachten. Auf 75 Schiffen (17 Procent der ganzen Zahl) zeigte sich Cholera. Sie beschränkte sich vorwaltend auf die ersten Tage nach der Abreise. Auf 57 war die Zahl der Erkrankungen unter 10, nur in drei derselben überstieg ihre Zahl 20, und war in diesen Fällen 21, 23 und 33.

„Zwischen den Jahren 1861 und 1869 brachten 126 Fahrzeuge 50 604 indische Eingeborene von Calcutta nach Westindien. Auf 20 derselben (d. i. auf 16 Procent der ganzen Zahl) erschien die Cholera, aber bloss auf zwei von ihnen wurden mehr als fünf Personen cholerakrank. Die Durchschnittszahl der Passagiere auf

---

[1] Sixth Report, p. 74.

einem Schiffe betrug 400 und die Reise dauerte im Allgemeinen gegen drei Monate."

Auch Bryden [1] hat sich in jüngster Zeit mit dem nämlichen Gegenstande beschäftigt und wesentlich auch das gleiche Material, nur etwas andere Jahrgänge dafür gebraucht, kommt aber wesentlich ganz zum gleichen Resultate, wie Cuningham. Die Tabelle, welche Bryden ausgearbeitet hat, umfasst die Vorkommnisse auf der Linie Calcutta-Mauritius von 1850 bis 1865 mit 105 382 Personen, und Calcutta-Amerika von 1861 bis 1869 mit 72 681 Personen. Auch Bryden verhehlt sich die Mängel der Statistik von Auswandererschiffen nicht, ist aber doch der Ueberzeugung, dass, was vorliegt, ein im Ganzen richtiges Bild vom Verlaufe der Cholera auf diesen Schiffen geben müsse. Von allen Schiffen, welche nach Mauritius und Amerika segelten, hatten nach der Abfahrt 82 derselben Cholerafälle. Diese 82 Choleraschiffe zusammen transportirten 30 361 Personen; davon gingen nach

Mauritius 22 077 und hatten 264 Choleratodesfälle, und nach

Amerika 8 284 „   „   81   „   ,

also auf die erstere Route kamen unter den Passagieren etwas über, auf der anderen etwas unter 1 Proc. vor. Es zeigt sich somit eine genügende Uebereinstimmung zwischen den beiden Routen, sowohl in der Zahl der Schiffe, auf welchen überhaupt nach der Abfahrt Cholera vorzukommen pflegt (17 und 16 Proc.), als auch in der Zahl der Cholerafälle, welche auf die Zahl der eingeschifften Passagiere treffen (1·19 und 0·97 Proc.). Auf jedes Choleraschiff treffen durchschnittlich 370 Passagiere und vier Cholerafälle.

Welch günstiges Verhalten sogenannter inficirter Schiffe gegenüber inficirten Casernen auf dem Lande! Wenn in 82 Casernen anstatt auf 82 Auswandererschiffen die Cholera ausgebrochen wäre, so wäre sicherlich mehr als 1 Proc. der Soldaten darin gestorben. So viel auf den Auswandererschiffen, welche Cholera an Bord führen, an Cholera starben, hat selbst der linke Flügel des 104. Regimentes zu Pesháur 1869 verloren, der noch rechtzeitig nach Chirát aufbrach und den man im Vergleich mit dem rechten Flügel für wunderbar gerettet ansieht, weil der linke Flügel mehr als 14 Proc. seiner Leute binnen einer Woche an Cholera verlor. Die Gesammtzahl derer, welche aus dem Choleralande nach Mauritius und Amerika wanderten, beträgt 178 063, die Zahl der

---

[1] Sixth Report. Appendix, B., p. 238.

Choleraverluste 345. Wie glücklich würde sich die indische Regierung fühlen, wenn die Choleraverluste unter den Truppen auf dem Lande nicht ganz 2 pro mille betragen würden. Niemand wird sagen können, dass dieses günstige Resultat auf den Schiffen davon herrühre, dass die Verpflegung der Kulis auf den Auswandererschiffen besser wäre als die der englisch indischen Truppen auf dem Lande.

Diesen zahlreichen Thatsachen gegenüber werden nun wohl auch in Europa nicht mehr länger die Cholerafälle auf Schiffen als Einwürfe gegen die unentbehrliche Rolle des Bodens beim Choleraprocesse angesehen werden können. Man wird es künftig in Europa und Amerika nicht mehr glauben, dass ein Auswandererschiff, wie der „Leibnitz", welches von Hamburg abgeht und nach 71 Tagen in New York mit vielen Kranken an Bord und nach zahlreichen Todesfällen während der Fahrt ankommt, an Cholera leide, sondern man wird solche falsche Angaben sofort als Unmöglichkeiten oder als eine verdächtige Ausrede zurückweisen. Vom „Leibnitz" wurde auch bereits in der ersten Beilage der Berliner Börsenzeitung Nr. 74 vom 13. Februar 1868 durch die Experten Kapp und Bissinger bei der Emigrationscommission in New York nachgewiesen, dass die Krankheit nicht Cholera gewesen ist, sondern eine Art Hungertyphus in Folge elender Verpflegung.

Zwölfter Abschnitt.

Individuelle Disposition.

Welch grossen Antheil an der Zahl der Choleraerkrankungen die individuelle Disposition hat, zeigt in Indien nicht bloss wie bei uns der Unterschied zwischen Jung und Alt, Reich und Arm, was nur unbestimmte und dehnbare Begriffe sind, sondern der unzweifelhafte Unterschied der Truppen nach der Nationalität. Die indische Regierung hat europäische Truppen und Truppen aus Eingeborenen. Die Regimenter sind nie gemischt aus Europäern und Hindus zusammengesetzt, sondern entweder Europeans oder Natives. Häufig sind an ein und demselben Orte Regimenter aus beiden Kategorien gleichzeitig in Garnison. Wenn in einem solchen Garnisonsorte die Cholera epidemisch wird, so lässt sich sehr gut vergleichen, wie viel von den Europäern, wie viel von den Eingeborenen ergriffen werden. Bryden hat nun alle Fälle der Art seit den letzten 20 Jahren in eine Tabelle [1]) zusammengestellt. Die Vergleichung umfasst im Ganzen

63 409 Europäer,

93 648 Eingeborene,

also gewiss hinreichend grosse Zahlen, um nicht befürchten zu müssen, dass Zufälligkeiten eine Rolle spielten.

Von den Europäern starben 53·68 pro mille, von den Eingeborenen starben 4·11 pro mille an Cholera, d. h. die Europäer leiden von der Cholera 13 Mal mehr als die Eingeborenen.

---

[1]) Bryden I, p. 221.

Dieser riesige Unterschied ist bis jetzt nicht genügend zu erklären. Das Wesentlichste scheint in der Race zu liegen, ähnlich wie das Gelbfieber die Weissen befällt und die Schwarzen fast gänzlich verschont. Man hat auch an die verschiedene Lebensweise der Europäer und der Hindus gedacht, letztere essen z. B. kein Fleisch, wohnen seltener in Casernen, mehr in einzelnen Hütten, haben seltener gemeinschaftliche Abtritte u. s. w.; aber bei näherer Untersuchung reicht all das nicht zur Erklärung aus, ja die ausschliessliche Pflanzenkost der Hindu's wäre nach europäischen Begriffen ein Grund zum Gegentheil. Die Eingeborenen-Regimenter werden theils aus den Bewohnern der Gangesebene und von Centralindien recrutirt, die man gewöhnlich Sipáhi's nennt, theils aus den Bergvölkern des Himálaya, die mit dem Namen Górkha's bezeichnet werden und entschieden eine andere Race sind, wie mir Hermann von Schlagintweit aus eigener Anschauung bestimmt versichert hat. Auch die Górkha's sind Hindu's und haben alle Gebräuche der Sipáhi's, aber sie zeigen fast die gleiche Empfänglichkeit, wie die europäischen Regimenter. Ich erinnere an die beiden lehrreichen Beispiele von der Dauer der Incubation, welche von den beiden Flügeln des 66. Górkha-Regimentes geliefert wurden.

Manche haben auch gedacht, die räthselhafte Erscheinung liesse sich vielleicht durch den häufigen Mangel gemeinschaftlicher Abtritte bei den Eingeborenen-Regimentern erklären. In dem Berichte nun des Sanitary Commissioner über die Cholera 1869 wird S. 65 eine Tabelle mitgetheilt, in der von 23 Garnisonen aus verschiedenen Natives-Regimentern angegeben ist, wie viel an Cholera erkrankt und gestorben und ob die betreffende Abtheilung Abtritte hatte oder nicht, ob sie in Hütten oder Casernen wohnte. Von diesen beiden Gesichtspunkten nun stellt sich nicht der geringste Einfluss heraus.

Die Immunität der Natives ist übrigens nie eine absolute, sondern nur eine relative. Hat ein Garnisonort eine starke Epidemie, so hat auch ein Native-Regiment oft mehr Todte, als ein europäisches Regiment an einem anderen Garnisonorte, welcher nur eine schwache Epidemie hat [1]). In Pesháur starben bei der heftigen Epidemie von 1869 von 179 erkrankten Natives 111, im ganzen Panjab 7·3 pro mille, in Kohát sogar 14 pro mille,

---

[1]) Sixth Report, p. 32 und 33.

während in diesem Jahre in Agra von 1058 europäischen Soldaten
nur einer an Cholera starb.

Was das Räthselhafte der geringen Empfänglichkeit der Eingeborenen noch vermehrt, ist der Umstand, dass sich dieselbe beträchtlich steigert, wenn diese Regimenter auf den Marsch kommen, und namentlich wenn sie auf dem Ganges in den sogenannten
Landschiffen transportirt werden. Auf den merkwürdigen Umstand, dass Reisende in Indien überhaupt, es mögen nun Civilisten
oder Soldaten sein, sehr für Cholera disponirt sind, hat schon
Macpherson[1]) aufmerksam gemacht. Steigert sich beim Marsch
in Folge der Anstrengungen in diesem Klima nur die individuelle
Disposition, oder bringt der Marsch oder das Reisen Verrichtun-
gen mit sich, die einer Concentration des Infectionsstoffes günstig
sind? — Es muss hier übrigens hervorgehoben werden, dass nicht
nur bei Natives-, sondern auch bei den Europäer-Regimentern die
Cholerafälle auf dem Marsche sich beträchtlich steigern. Die
A sbrüche auf dem Marsche sind wohl viel kürzer als in der
Garnison, aber viel heftiger. Vergleiche Peshâur 1867.

Einen wichtigen Fingerzeig zur Erklärung der verhältniss-
mässigen Immunität der Sipáhi's giebt vielleicht das Verhalten des
58. europäischen Regimentes während der Epidemie von 1869 in
Allahabád[2]), dessen

rechter Flügel 337 Mann 63 Kranke und 46 Todte, dessen
linker   „   332   „   24   „   „ 16   „ und dessen
Recruten . . 96   „   15   „   „ 11   „ hatten.

Dieses Regiment war erst am 12. Januar 1869 nach Allahabád gekommen, seine beiden Flügel wurden hier wieder vereinigt,
nachdem sie zuvor drei Jahre lang getrennt gewesen waren, der
rechte Flügel mit dem Hauptquartier (Stab) in Darjíling, einer
gegen den Himálaya hin hoch gelegenen Gegend, der linke Flügel
in Benáres am Ganges in der Ebene. Der von der Bergstation
kommende Flügel litt drei Mal mehr, als der aus der Gangesebene, so dass sich diese beiden Flügel ähnlich verhielten, wie
unter den Eingeborenen-Regimentern die Sipáhi's und die Górkha's.
Dass hier eine gewisse Acclimatisation oder Accommodation zu
Grunde liegt, deutet auch das Verhalten der neu aus England zu-
gegangenen Recruten an, welche noch mehr ergriffen wurden wie
diejenigen, welche drei Jahre lang auf den Höhen von Darjíling

[1]) Cholera in its home, p. 29.
[2]) Sixth Report, p. 20.

gelebt hatten und den Einflüssen der Gangesebene nicht ausgesetzt waren.

Es ist dies dasselbe Regiment, welches schon oben, S. 63, besprochen wurde, dessen Ortsveränderungen während der Dauer der Epidemie stets von so schlechtem Erfolge begleitet waren. Unter den Officieren des Regimentes war, wie mir mitgetheilt wurde, die Ansicht verbreitet, dass der rechte Flügel, welcher drei Jahre lang in Darjíling gelegen hatte, deshalb viel mehr ergriffen worden wäre, weil die Mannschaft ein viel flotteres Leben führte oder zu führen im Stande war, als der linke Flügel, der in Benáres war. Darjíling ist ein abgelegener Ort, wo man wenig Geld anbringen kann. Als nun die Soldaten mit reich gefüllten Börsen nach Allahabád, einer volk- und genussreichen Stadt kamen, liessen sich's viele wohler sein, als die anderen konnten, welche ihr Geld schon in Benáres verjubelt hatten und nun zur Mässigkeit gezwungen waren. Das ist eine Erklärung, der man auch in Europa häufig begegnet, und die sich sehr bequem auch auf das Gegentheil anwenden lässt, ein Mal ist der Mangel, ein anderes Mal der Ueberfluss die Ursache der Krankheit. Dass diese Erklärung auf den vorliegenden Fall nicht passt, geht daraus hervor, dass die Recruten, die weder in Darjíling, noch in Benáres gewesen, sondern grösstentheils frisch gelandet waren, ebenso, ja noch mehr litten, wie der rechte Flügel.

Dreizehnter Abschnitt.

Oertliche Lage und Bodenbeschaffenheit.

Dass die Oertlichkeit bei der Cholera in Indien eine grosse Rolle spielt, geht schon aus dem zweiten Abschnitt und aus den Tabellen und Cholerakarten von Bryden bereits zur Genüge hervor. Die Choleraepidemien bedecken in Indien mit Ausnahme des endemischen Gebietes fast jedes Jahr etwas andere Flächen auf der Karte, die einen werden seltener, die anderen häufiger bedeckt. Bryden glaubt, das hänge wesentlich von der verschiedenen Vertheilung der atmosphärischen Einflüsse, des Monsuns über einzelne Landstriche und in einzelnen Jahren ab. Die Thatsachen zwingen ihn aber doch auch anzunehmen, dass sich die Cholera, welche nach Bryden vom Boden erzeugt und von der Luft nur verbreitet wird (*earth-born und air-conveyed*) an manchen Orten ebenso, wie im Gangesdelta für längere Zeit mit mehr und weniger Vorliebe festsetzt und in den epidemischen Bezirken dann auch des Bodens nicht entbehren kann, so wenig als in der ursprünglichen Heimath. Wenn in Districten ausserhalb des endemischen Gebietes, also nach Bryden im epidemischen Gebiete Choleraepidemien ausbrechen, zu einer Zeit, wo lange der dem Monsun entgegengesetzte Wind geweht hat, so ist das keine Monsuncholera wie sonst, sondern eine Frühlingscholera, wie sie jedes Jahr im Gangesdelta aus dem Boden oder doch unter unerlässlicher Mitwirkung des Bodens entsteht. Die Sommer- oder Monsuncholera wird nach Bryden direct aus dem endemischen Gebiete nach den epidemischen Gebieten von der Luft getragen, und er nennt diese eine einwandernde (*invading*) Cholera, während die Frühlingscholera in den epidemischen Bezirken eine allerdings auch früher vom Monsun gebrachte, in den Boden aber eingedrungene ist, wo sie eine Zeit lang schlummerte, bis sie von Einflüssen, welchen sie auch in ihrer Heimath folgen muss, zu neuem Leben erweckt wird, und er nennt diese Cholera wiederbelebte (*revitalised*) Cholera. Diese Scheidung des einheitlichen Begriffes Cholera in eine wandernde und sesshafte zeigt zwar, dass Bryden ein Mann von Geist und Phantasie ist, aber sie ist zugleich der schwächste Punkt der Theorie von Bryden, denn diese Scheidung ist ganz willkürlich und dient nur zur Erklärung der Thatsache, dass die Cholera manchmal in ganz entgegengesetzter Richtung mit dem Monsun (in the teeth of the monsoon) sich verbreitet; in diesen Fällen ist es dann keine ursprüngliche (*invading*) Cholera, sondern eine, die vom vorigen Jahre im Boden zurückgeblieben war, da geschlummert hat, und nun neu belebt (*revitalised*) wurde.

Ich bestreite nicht im Geringsten die Möglichkeit, dass die Cholera auch in epidemischen Bezirken ebenso wie in endemischen eine Zeit lang schlummern und dann, ohne neu eingeschleppt zu werden, wieder erwachen kann, ohne deshalb dort dann für immer sesshaft zu werden, und den epidemischen Bezirk so zu sagen in einen endemischen zu verwandeln. Im Gegentheil, ich huldige auf Grund von Thatsachen, welche auch in Europa schon mehrfach beobachtet worden sind [1]), selbst dieser Ansicht, aber man kann deshalb doch nicht übersehen, dass die wandernde (*invading*) Cholera, wenn sie in der Luft enthalten von dieser verbreitet würde, alle Districte im Bereich des Monsuns gleichmässig befallen müsste, und dass die Annahme der wiederbelebten (*revitalised*) Cholera doch nicht der geringste Beweis dafür wäre, dass der Cholerakeim in einer früheren Zeit nicht doch durch den menschlichen Verkehr, sondern durch den Monsun an den Ort gebracht worden ist. Mir scheint, Bryden hält bloss deshalb so wenig vom Einfluss des Verkehrs und so fest an der Verbreitung der „erdgeborenen" Cholera durch die Luft, weil er fürchtet, sonst in die Hände der rohen Contagionisten zu fallen, von denen er die Empfindung hat, dass sie von der eigentlichen Natur der Cholera keine Ahnung haben und die Forschung nur auf ganz unfruchtbare Bahnen lenken würden. Wenn man die Cholerakarten von Indien betrachtet, so entspricht der Anblick wohl der

---

[1]) Siehe Delbrück, Cholera 1867 in Halle. Zeitschrift für Biologie, Bd. IV, p. 230.

Vorstellung, dass ein atmosphärischer Einfluss, wie der Monsun ist, gewisse Landstriche so gleichmässig überziehen kann, wie Bryden sie mit gelber Farbe überstrichen hat, aber der thatsächlich örtlichen Choleraausbreitung entspricht diese Gleichmässigkeit des Farbentones nicht. In der Wirklichkeit ist das Bild ein vielfach unterbrochenes, epidemisch ergriffene und immune Striche wechseln nicht nur innerhalb der epidemischen, sondern sogar innerhalb der endemischen Gebiete mit einander ab. Bryden selbst giebt in seiner sorgfältig zusammengestellten geographischen Verbreitung der Cholera in Indien von 1855 bis 1869 zahlreiche Beispiele von in die epidemische Area eingeschalteten Strichen, welche regelmässig oder ausnahmsweise immun bleiben. Eine solche Gegend ist z. B. das Doáb (Zweiflussgebiet) zwischen Jámna und Ganges [1]) mit den Städten Bulanjahár, Aligárh, Étah, Mainpúri und Étawah, wo überall Gefängnisse sind. aus denen die Berichte seit 1839 vorliegen. In dieser Zeit starben an Cholera in dem Gefängnisse von

Bulanjahár	3	Personen
Aligárh . .	6	„
Étah . . .	15	„ (davon 14 im Jahre 1856)
Mainpúri .	4	„
Étawah . .	3	„

Von diesen fünf Orten hat seit 1839 nur ein einziger, Étah, ein Mal (1856) Zeichen einer Epidemie von sich gegeben.

In dem Jalhándar Doáb, im Panjab, in einem Districte zwischen den Flüssen Sátlej und Návi, wiederholt sich dieselbe Erscheinung [2]), und ebenso wieder in dem Gebiete zwischen den Flüssen Jhílum und Indus. Mich erinnern diese Thatsachen an die Erfahrungen, welche ich über die Verbreitung der Cholera im Jahre 1854 in Baiern auch in kleinem Maassstabe gemacht; z. B. wenn man die Landstrasse von München nach Ingolstadt verfolgt, wo man eine Anzahl Flussthäler überschreitet, und die Choleraorte immer in den Flussthälern liegend trifft, nicht in dem Lande dazwischen. Die Eisenbahn von München nach Augsburg verbindet das Isar- und Lechthal, inzwischen liegen acht Eisenbahnstationen, von denen keine einzige eine Choleraepidemie bekam, nur in München und Augsburg zeigte sich die Cholera epidemisch, und ver-

---

[1]) Bryden, p. 54.
[2]) Bryden, p. 25.

breitete sich trotz viel geringeren Verkehres auf eine lange Reihe von Orten längs der Thäler der Isar und des Lechs.

Auffallend ist in Indien auch die fast völlige Immunität der Bergcasernen (hill-stations) längs der Himálayakette u. s. w., in denen durch den häufigen Truppenwechsel aus der Ebene der Cholerakeim doch so oft eingeschleppt wird (z. B. 1857 in Almórah und Lohughát durch das 66. Górkha-Regiment, 1869 in Chirút durch das 104. Regiment Europäer u. s. w.).

In dem schlimmen Jahre 1869 [1]) waren von 19 Bergstationen zwei befallen, Sabáthu (4253 Fuss hoch gelegen) und Schíllong (5000 Fuss hoch). Die niedrigst gelegene Station ist Kangra (2424 Fuss hoch) und die höchste Dalhousie Hills (8000 Fuss hoch). Bryden macht die Bemerkung [2]), dass, wenn eine Bergcaserne ausnahmsweise befallen wird, es in der Regel im Jahre darauf geschieht, nachdem eine Epidemie in der nächst gelegenen Ebene geherrscht hat, und dann nicht in der Regenzeit (Monsun), sondern im Frühling (*they suffer in secondary invasion*).

Interessant sind nicht nur die schon oben mitgetheilten Beispiele, wie auffallend rasch die Truppen oft ihre Cholera verlieren, wenn sie aus der Ebene in eine Bergcaserne verlegt werden, sondern auch diejenigen Beispiele, wie rasch sie von der Cholera ergriffen werden, wenn sie in die Ebene herabsteigen. Das 32. Regiment musste am 31. October 1856 von Kassáuli, einer 6335 Fuss hoch gelegenen Bergcaserne, in die Ebene von Ambála hinab. Schon nach 24 Stunden begann die Cholera sich zu zeigen und tödtete allmälig 42 Mann von diesem Regimente.

Einige dieser Bergcasernen sind noch nie von Choleraepidemien ergriffen worden, z. B. Náini Tal (6400 Fuss hoch), Bryden meint, weil es gerade zwischen den östlichen und westlichen Einflüssen des indischen Klimas, so zu sagen an einem meteorologischen Indifferenzpunkte liegt.

Bryden stellt nicht in Abrede, dass örtliche Einflüsse den Verlauf der Cholera und die Ausbreitung einer Epidemie beeinflussen können, dass sich Immunität und Disposition der Orte theilweise auch hieraus erklären lassen, aber in der Hauptsache vermag er sich doch nicht von seiner Vorstellung von der mit der Atmosphäre, mit den Monsuns wandernden Cholera zu trennen. Zur Erklärung immuner Striche in epidemischen Gebieten zieht

---

[1]) Sixth Report, p. 45.
[2]) Bryden, p. 55.

er ganz willkürlich eine Bewegungsweise des Choleramiasmas in
Wellenform (*cholera waves*) in die Betrachtung herein und sucht
durch ein Auf- und Niedergehen der von Bengalen sich her-
wälzenden Cholerawogen sowohl zu erklären, wie Orte und Gegenden zwischen epidemisch ergriffenen verschont bleiben und getroffen werden, als auch warum an manchen Orten die aus-
gebrochene Cholera bald stärker, bald schwächer wird. Er sagt[1]:

„Die Erscheinung, welche schon oft beobachtet wurde, dass
die Cholera beim Befallen einer Gegend in einer Reihenfolge von
Wellen zu kommen scheint, lässt drei Erklärungen zu. Wir können uns denken: 1. dass jede Welle eine neue Masse einwandern-
der Cholera vorstellen kann, oder 2. dass das Wiedererscheinen
vom Aufgehen der Saat herrührt, welche während der Einwanderung der primären Cholerawelle ausgestreut wurde, oder wieder
3. dass die Erneuerung des Vehikels (nach Bryden eine feuchte
Atmosphäre) die Ursache des offenbaren Wiederkräftigerwerdens
sein kann.“ Nach bestimmten localen Ursachen der örtlichen
und zeitlichen Disposition hat Bryden nicht gesucht, auch keine
gefunden.

Schon von Macnamara wird der Ansicht von Bryden ent-
gegengehalten, „dass Leute, welche auf den Bergen von Niederbengalen leben und daher unter dem Einflusse der Winde stehen,
welche über die endemische Choleraarea wehen, doch frei von
Cholera bleiben[2].“ Aber nicht bloss auf den Bergen des endemischen Gebietes, auch in der Ebene des Ganges wird man jedes
Jahr höchst launenhafte locale Immunitäten beobachten, sobald
man das Augenmerk einmal darauf richten wird. Einen ebenso
interessanten als wichtigen Fall hat Dr. D. Cuningham jun.
erst im Jahre 1870 in Rajmahál am Ganges, im endemischen
Choleragebiete, beobachtet, und Dr. Mouat, Generalinspector der
Gefängnisse in Niederbengalen, theilt ihn bereits in seinem jüngst
erschienenen Verwaltungsberichte[3] mit. Da es wohl der erste
Fall dieser Art ist, welcher in Indien genau beobachtet und beschrieben wurde, will ich hier ihn ausführlich mittheilen, da er
auch für die Trinkwasserfrage von grosser Bedeutung ist.

---

[1] Bryden, p. 167.
[2] Siehe oben S. 27.
[3] Administration Report of the jails of the lower Provinces Bengal Presidency. By Dr. F. J. Mouat, Vol. II, p. 124.

I. Entstehung der Krankheit.

„Was die Frage der Einschleppung oder spontanen Entstehung
der Krankheit anlangt, trifft sich's unglücklicherweise, dass keine
bestimmte Information zu erlangen zu sein scheint. Der erste
Fall, welcher bekannt wurde, war der eines Gefangenen, der am
10. März 1870 im Gefängnisse ergriffen wurde. Wenige Tage
darnach, am 14. oder 15., erschien die Krankheit in einem über-
füllten Bazar (Kássim Bazaar), der westlich vom Gefängnisse liegt.
Nun ist offenbar kein Zweifel, dass Pilger auf der Rückkehr von
der Dult in Díoghár, wo Cholera geherrscht haben soll, etwa
um diese Zeit durch Rajmahál kamen und dass einige in Kassim
Bazaar anhielten. Ebenso ist von Eisenbahnbeamten bestätigt,
dass einige der Pilger bei ihrer Ankunft wirklich an der Krankheit litten. Das genaue Datum ihrer Ankunft kann nicht näher
bestimmt werden; die Ortsbehörde giebt an beiläufig zwischen
dem 8. und 10. März, der Unterarzt zwischen dem 10. und 15. März.
Der Unterarzt behauptet sehr bestimmt, dass keine Pilger auf der
Station angekommen waren, als der erste Choleraanfall im Gefängnisse vorkam. Die einzigen bestimmten Anhaltspunkte, die wir
haben, sind, dass der Markt zu Dioghar am oder um den 28.
Februar endete, dass Pilger in Rajmahál im letzten Theil der
ersten Hälfte des März ankamen, und dass der erste Cholerafall
im Gefängniss am 10. März vorkam. Es scheint sehr schwierig,
eine Verbindung zwischen der Ankunft der Pilger und dem Vorkommen dieses Falles aufzuspüren, wenigstens in der Hinsicht,
dass er sich im Gefängnisse und zu einer Zeit ereignete, welche,
wenn nicht früher, so doch wenigstens gleichzeitig mit der Ankunft der Pilger gewesen sein musste. Es erscheint als wahrscheinlich, dass dieser erste Fall ein Anzeichen war, dass die örtlichen Bedingungen für das Erscheinen der Krankheit zugegen
waren, aber es ist auch möglich, dass die Pilger, indem sie eine
frische Lieferung des Giftes oder seiner Elemente daher brachten,
zur Verbreitung der Krankheit geholfen haben mochten. Die
übrigen Erscheinungen der Epidemie aber zielen dahin, zu zeigen, dass die blosse Einführung von Cholera in einen Ort ein
Gegenstand von keiner Bedeutung ist, wenn die örtlichen Bedingungen der Entwickelung der Krankheit ungünstig sind.

II. Vertheilung der Krankheit.

„Rajmahál besteht aus zwei Bazaaren, die etwa eine Meile
von einander sind. Im dazwischen liegenden Raume sind zer-
streute Häuser u. s. w. Beide Bazaare liegen hart am Bett des
Flusses, der am weitesten stromaufwärts gelegene heisst Kássim
Bazaar und hat eine Bevölkerung von 1790, während der andere
Náya Bazaar heisst und eine Bevölkerung von 1090 hat. Der
letztere Bazaar scheint in einem gewissen Grade weniger über-
füllt und schmutzig zu sein, als der Kassim Bazaar. Das Gefängniss liegt inzwischen, Kassim Bazaar westlich, Naya Bazaar süd-
lich davon. Die Zahl der Gefangenen zur Zeit der Epidemie war
etwa 200. Die Vertheilung der Krankheit war wie folgt: Nach
ihrem ersten Erscheinen in Kassim Bazaar verbreitete sie sich
schnell und etwa 14 Tage lang kamen da täglich 10 bis 12 Fälle
von schwerer Natur vor. Zur selben Zeit hatte das Gefängniss
unter seiner Bevölkerung von 200 15 Cholerafälle, von denen 10
tödtlich endeten, und fünf Fälle von Choleradiarrhoe.

Während der Zeit der Epidemie ereigneten sich nur zwei
Fälle in Naya Bazaar und beide waren sehr leichter Art.

III. Gründe, welchen die Immunität von Naya Bazaar zugeschrieben werden kann.

„1. Die Immunität kann nicht entstanden sein von einer
Nichteinschleppung der Elemente des Giftes, denn nicht nur war
da ganz freie Communication zwischen den zwei Bazaaren während der Dauer der Epidemie, sondern zwei Fälle kamen wirklich
vor, jedoch fand keine Verbreitung der Krankheit statt.

2. Der geringe sanitäre Vorrang von Naya Bazaar in Bezug
auf Reinlichkeit u. s. w. ist offenbar unzureichend, um die auffallende Immunität zu erklären.

3. Trinkwasser. Auch dieses verfehlt, irgend ein Licht in
die Frage zu bringen, denn alle Einwohner in beiden Bazaaren
mit Ausnahme von sieben Personen in Kassim Bazaar nehmen
ihr Trinkwasser aus dem Fluss, in dem sie auch baden und ihre
Kleider waschen. Der Arm des Flusses, welcher die Wasserver-
sorgung liefert, ist zu dieser Zeit des Jahres sehr nieder und hat
sehr wenig Strömung. Es ist keine Unterbrechung in seinem
Laufe zwischen den zwei Bazaaren und die geringe Strömung, die

vorhanden ist, geht von Kassim Bazaar nach Naya Bazaar herab. Das Wasser dieses Canals ist klar und erscheint durchsichtig, muss jedoch von dem Baden und Waschen, was unausgesetzt in ihm vor sich geht, eine beträchtliche Menge organischer Unreinigkeiten enthalten. Während der Epidemie wurde das Wasser nicht bloss in dieser Weise verunreinigt, sondern eine Zeit lang, als die Todesfälle an Cholera sehr zahlreich waren, waren die Verwandten der Verstorbenen zu träge, die Leichen in den Hauptstrom zu tragen und warfen sie nur leicht gesengt in den Canal. Dieser Praxis wurde zwar zumal Einhalt gethan, als sie zur Kenntniss der Behörde kam, aber vordem ist kein Zweifel, dass die Leichen von Cholerakranken in dieses Wasser geworfen wurden, und, da die Strömung zu schwach war, um sie sofort weiter zu tragen, in ihm in Zersetzung übergingen. Aber ungeachtet alles dessen gelang es der Krankheit nicht, in Naya Bazaar Fuss zu fassen, dessen Einwohner eben dieses Wasser trinken, während die Gefangenen, welche mit Trinkwasser vom Eisenbahnbrunnen versorgt waren, eine hohe Procentzahl von Fällen lieferten.

IV. Richtung des Windes.

„Diese war während der Höhe der Epidemie vorwaltend westlich, aber es scheint nicht zu zählen für die Immunität von Naya Bazaar und kann ganz besonders nicht das geringste Licht auf die Ursache für die Nichtverbreitung der Krankheit werfen, nachdem sie unzweifelhaft eingeschleppt war.

V. Bodenbeschaffenheit in Beziehung zu Grundwasser.

„In diesem Falle konnte eine entschiedene Differenz nur zwischen der Beschaffenheit der beiden Oertlichkeiten gefunden werden. Der Spiegel des Grundwassers war in beiden Localitäten gleich, in beiden etwa 16 Fuss unter der Oberfläche. Kassim Bazaar und das Gefängniss stehen auf aufgefülltem Boden, der sich viele Fuss tief unter die Oberfläche erstreckt, voll von Ziegelsteinen, Thonscherben, Knochen etc., und hatte zur Zeit der Epidemie keine impermeable Schicht zwischen sich und dem Grundwasser, während der Boden von Naya Bazaar keine Zeichen von künstlichem Entstehen an sich trägt und etwa fünf Fuss unter der Oberfläche ein dickes Lager, eine dicke Schicht von Thon in sich liegen hat, welche zur Zeit der Epidemie ganz feucht war, und eine undurchdringliche Schranke zwischen der Schicht auf der Oberfläche und dem Grundwasser bildete.

„Die Erscheinungen dieser Epidemie sprechen für die Ansichten Pettenkofer's bezüglich des Einflusses einer besonderen Bodenbeschaffenheit auf das Vorkommen von Cholera, denn

1. das Grundwasser des Ortes ist beträchtlichen Schwankungen unterworfen;
2. zur Zeit der Epidemie war sein Spiegel nieder;
3. in einer Bevölkerung, die auf einem Boden wohnte, welcher von der Oberfläche bis zum Grundwasser permeabel war, verbreitete sich die Krankheit weit und heftig;
4. der Boden war auch von einer Natur, welche die Gegenwart von viel organischer Substanz in sich schloss;
5. in einer Bevölkerung, welche fast genau unter denselben Umständen wie die vorige, aber auf einem Boden wohnte, welcher eine impermeable Schicht zwischen der Oberfläche und dem Grundwasser hatte, vermochte die Krankheit keinen Fuss zu fassen.

„Die Impermeabilität der Schicht in diesem Falle ist nicht nothwendig eine unveränderliche Eigenschaft, denn zu anderen Jahreszeiten kann sie ihr Wasser und damit ihre Impermeabilität verlieren, so dass die Befreiung, welche sich in dieser Epidemie geltend gemacht hat, durch ein Unterliegen zu anderer Zeit ersetzt werden könnte."

So weit Dr. Cunningham. Nach meiner Ansicht würde Naya Bazaar nur nach länger dauernder grosser Trockenheit und dann einer sogenannten Monsuncholera fähig sein.

Der Fall, dass benachbarte und sonst ganz gleich beschaffene Orte sich bei Choleraepidemien sehr ungleich ergriffen zeigen, wird in Indien nicht seltener vorkommen als in Europa. Es ist sehr zu empfehlen, dass diese Fälle aufgesucht, gesammelt und alle mit derselben Genauigkeit auf ihre Bodenbeschaffenheit von der Oberfläche bis zum Grundwasserspiegel untersucht und verglichen werden, wie es Dr. Cunningham in Rajmahál in Kassim und Naya Bazaar gethan hat. Dieser Fall kommt mir bereits ganz heimisch vor; für mich hat der Fall in Indien nur einen fremden Namen, was in Rajmahál, in Kassim und Naya Bazaar sich ereignete, das habe ich bei München in Haidhausen, Berg am Laim oder Aubing beobachtet. Wo immer die Cholera vorkommt, ist sie stets dieselbe Krankheit und kann auch überall nur dieselben Ursachen haben.

Zeitliche Disposition und Grundwasser.

Nach dem Auftreten der Cholera in Indien sowohl in den endemischen als in den epidemischen Districten darf man nicht mehr
annehmen, dass ihr zeitliches Erscheinen lediglich vom Verkehr,
von der Einschleppung eines Krankheitskeimes abhängig ist, selbst
zugegeben, dass in den epidemischen Districten die Krankheit
gänzlich verschwinden oder aussterben würde, wenn nicht von Zeit
zu Zeit frischer Keim aus den endemischen Districten auf irgend
eine Art neu eingeführt würde.   Aber gleichwie im endemischen
Bezirke die Cholera jedes Jahr nahezu in den gleichen Monaten
ihr Maximum und ihr Minimum erreicht, so muss sich naturnoth-
wendig auch im epidemischen Bezirke dieses zeitliche Moment
geltend machen und die Erfahrungen in Indien zeigen es nicht
minder, als die in Europa, dass der Verkehr mit Cholera-inficirten
Personen den Orten nur zeitweise Gefahr bringt, zeitweise gar
keine.

Wenn man sich nun fragt, was das zeitliche Moment, oder
richtiger ausgedrückt, was ein wesentlicher Bestandtheil des zeitlichen Momentes sein könnte, welcher unsere Beobachtung schon
jetzt zugänglich wäre, so drängt sich in Indien der Einfluss der

atmosphärischen Niederschläge, der Monsuns, welche den haupt-
sächlichsten Regen bringen, in den Vordergrund. Bryden sagt [1]):
„Ein epidemisches Jahr erfordert, wenn nicht einen grossen
Regenfall mit einer vollständigen geographischen Vertheilung,
zum wenigsten einen mittleren, und oft wird das Erscheinen einer
feuchten Atmosphäre zu einer ungewöhnlichen Zeit gefunden werden, denn manche von unseren schlimmsten Epidemien in dieser
Präsidentschaft haben ihre Entstehung und Verbreitung nach dem
Aufhören der Monsunregen gehabt. Nach meiner Meinung liefert
eine Atmosphäre von Feuchtigkeit jedes Erforderniss zur Verbreitung von Choleraepidemien ohne Dareingabe von irgend etwas,
was geheimnissvoll ist."

Ich bin durch meine Untersuchungen über die Verbreitung
der Cholera 1854 in Bayern zu einer ähnlichen Anschauung auf
anderem Wege gelangt. Ich hatte die Ausbreitung der Krankheit
in allen bayrischen Ortschaften vor mir und fand, dass sich die
Ortsepidemien nicht nach Verkehrslinien, sondern nach den natürlichen Fluss- oder Drainage-Gebieten gruppiren, ich verfiel auf die
Idee des Grundwassers, welches in meinen Vorstellungen eine ähnliche Rolle spielt, wie in denen Bryden's der Monsun. Das Grundwasser, welches nur von den Niederschlägen aus der Atmosphäre
stammen kann, ist für mich theils Quelle für den Wassergehalt
des Bodens, hauptsächlich aber ein Maass für die Schwankung, für
den Wechsel der Befeuchtung poröser Bodenschichten. Um nach
Bryden zu reden: ich übertrage die Einflüsse des Monsuns aus
der Atmosphäre zunächst auf den Boden, und lasse sie im Boden
bei dem noch unbekannten Processe mitwirken, von dem das zeitliche Erscheinen der Cholera in einem Orte abhängig gedacht
werden muss. Bryden's Ansicht ist eine viel unbestimmtere, sie
möchte gleichsam den grössten Theil des Wassers in der Luft zu-
rückhalten, nicht erst auf den Boden fallen lassen; die Feuchtigkeit der Atmosphäre, nicht die Feuchtigkeit des Bodens ist ihm
die Hauptsache, ein feuchter Boden scheint ihm nur insofern zur
Cholera beizutragen, als er wieder die Luft, die Atmosphäre feucht
macht. Das scheint mir der wesentlichste Unterschied zwischen
Bryden's Monsun- und meiner Grundwasser-Theorie zu sein, d. i.
eine verschiedene Interpretation des unläugbaren thatsächlichen
Einflusses des atmosphärischen Wassers, und es ist denkbar, dass
die Fortentwickelung seiner eigenen Arbeiten Bryden bald ganz auf

---

[1]) A. a. O. S. 69.

meinen Standpunkt bringen wird. Bryden vermag z. B. gar keine
Gründe anzugeben, warum Kassim Bazaar so viel, und Naya Bazaar fast gar keine Cholera hatte; über die nur ¼ deutsche Meile
von einander entfernten Orte sind die Monsuneinflüsse doch ganz
gleich hingegangen, sie haben nur einen verschiedenen Boden getroffen.

Dass an den Mündungen des Ganges, am endemischen Sitze
der Cholera, ʼdie Blüthezeit für die Krankheit stets die heissen
und trockenen Monate (März und April) sind, in denen kein Monsun weht, hingegen am entgegengesetzten Ende von Indien im
Panjáb gerade die entgegengesetzte Zeit, die Regenzeit im Juli
und August, lässt sich viel ungezwungener nach der Grundwasser-
theorie, als nach der Monsuntheorie erklären. Die Grundwasser-
theorie, setzt einen gewissen Grad und Wechsel in der Wasser-
menge des porösen Bodens voraus, einen Zustand, der sich an
den Mündungen des Ganges, wo im Jahre 70 Zoll Regen fallen,
immer erst einige Monate nach der Regenzeit einstellt, hingegen
an den Ufern des Satlej im Panjáb, wo im Jahre kaum 20 Zoll
Regen fallen, während der Regenzeit. Dass es Orte giebt, welche
die Annahme gestatten, dass die Choleraepidemien einmal nicht
gedeihen, weil der Boden zu nass, und ein anderes mal, weil er
zu trocken ist, ist Thatsache. Zu den Orten, welche jährlich fast
regelmässig zweimal (Winter- oder Frühlings- und dann Monsun-)
Cholera haben, gehört namentlich Madras, dessen durchschnittliche
Cholerafrequenz ganz deutlich jährlich zwei Maxima und Minima
zeigt [1]).

Die Cholerafrequenz in Bombay befolgt in der Regel annähernd den Rhythmus von Calcutta, soweit die Regenverhältnisse
gleichfalls coincidiren; ändern sich aber in Bombay diese wesentlich, dann ändert sich auch der Rhythmus der Cholerafrequenz.
Ich habe auf diese interessante Thatsache schon früher aufmerksam gemacht [2]) . Macpherson hat seiner Zeit die Cholerafrequenz und die Regenmengen für Bombay nach Monaten von 1851
bis 1866 mitgetheilt [3]). In den September fällt in Bombay durchschnittlich der Schluss der Regenzeit. Wenn man nun die monatlichen Todesfälle und Regenmengen der einzelnen Jahre, nicht

---

[1]) Siehe die Mittheilung von Cornisch in Medical Times 1868, vol. I,
p. 312.
[2]) Zeitschrift für Biologie Bd. IV, S. 476.
[3]) Ebend. S. 164.

wie gewöhnlich üblich ist, von Januar zu Januar zusammenstellt,
sondern von October zu October, so ergeben sich unter den vorliegenden 15 Jahren drei, in welchen gegenüber anderen Jahren
mit drei und vier tausend Todesfällen ganz auffallend wenig Cholera in Bombay geherrscht hat. Das sind die Jahre

1852/53 mit 127 Todesfällen an Cholera
1857/58 „ 147 „ „ „ „
1860/61 „ 168 „ „ „ „

während sich im Durchschnitt von allen 15 Jahren in Bombay
jährlich 2222 Choleratodesfälle berechnen.

Mittelzahlen aus 15 Jahren für	October	November	December	Januar	Februar	März	April	Mai	Juni	Juli	August	September
Cholera-todesfälle	76	95	163	235	218	253	295	294	278	162	93	60
Regenmengen	2,0	0,3	0,1	0,03	0,01	0,01	0,02	0,4	20,0	22,7	13,1	9,5
Temperatur °R	21,8	21,0	19,8	19,3	19,8	21,0	23,3	24,3	23,3	22,2	21,5	21,7
Choleratodte 1852/53	10	6	24	23	3	13	5	16	9	6	6	6
Choleratodte 1857/58	31	18	18	9	9	8	15	11	9	5	8	11
Choleratodte 1860/61	47	29	4	15	18	5	4	12	18	15	10	11

Die Zahlen der drei genannten Jahre sind so auffallend gering dem Durchschnitte gegenüber, dass man wohl behaupten darf,
die Cholera war zu dieser Zeit in Bombay nirgends mehr epidemisch, sondern nur höchst sporadisch, ja selbst ganz ausgestor-
ben; denn diese geringe Zahl von Fällen liesse sich leicht und un-
gezwungen von zufällig von aussen eingeschlepptem Infectionsstoff
ableiten, welchen der lebhafte Verkehr mit allen Theilen Indiens
jederzeit nach Bombay bringen kann. In stark epidemischen Zeiten sind in Bombay im Jahre schon weit über 4000 Menschen an
Cholera gestorben.

Wenn nun Monsun, Regen oder Grundwasser ein zeitliches
Moment sind, wodurch unterscheiden sich diese drei immunen

Jahre von allen übrigen? Der erste Blick auf die Tabelle von Macpherson lässt in Temperatur und Regenverhältnissen dieser drei Jahre keine besondere Abnormität erkennen. Betrachtet man diese Jahre aber im Zusammenhange mit vorausgehenden und nachfolgenden, so stellen sich bemerkenswerthe Unterschiede heraus.

Zweien dieser günstigen Jahre (1852/53 und 1860/61) gingen nasse, dem Jahre 1857/58 hingegen abnorm trockene Zeiten voraus.

In der Regenzeit des Jahres 1851 fielen 97 Zoll Regen, während das Mittel 68 ist. Das darauffolgende Jahr hatte bereits eine schwächere Epidemie. In der Regenzeit des Jahres 1852 kam nun zu dem Rückstand vom übernassen Vorjahre wieder ein Niederschlag dazu, welcher etwas mehr als das Mittel betrug. Die Regenzeit des Jahres 1852 brachte die Cholerafälle auf ein Minimum herab, auf dem sie bis October 1853 blieben.

Aehnlich ging der immunen Zeit von 1860/61 im Jahre 1859 ein Regenfall von 77 Zoll voraus, dem im Jahre 1860 gleichfalls eine Abschwächung der Epidemie und ein Gesammtniederschlag, zwar etwas unterm Mittel (60 Zoll) folgte, der aber in den beiden regenreichsten Monaten Juni und Juli sogar das Mittel überschritten hatte. Auch darauf folgte nun wieder eine sehr cholerafreie Zeit bis zum December 1861.

Ganz anders sind die Regenverhältnisse der Jahre, welche der immunen Zeit von 1857/58 vorausgingen. Das Jahr 1855 brachte nur 42, das Jahr 1856 66, das Jahr 1857 nur 51 Zoll Niederschläge, namentlich hatten in diesem Jahre die Monate Juni und Juli nur je gegen 9 Zoll, und es folgte nach Schluss der Regen die immune Zeit von 1857/58.

Auf solche Art könnte man zu dem Schlusse gelangen, die Immunität der Jahre 1852/53 und 1860/61 habe möglicherweise denselben Grund gehabt, wie die geringe Cholerafrequenz von Calcutta im August, hingegen die Immunität des Jahres 1857/58 dieselbe Ursache, wie die geringe Cholerafrequenz im April zu Lahor und anderen Städten des Panjáb. Dieser Schluss wird von Vielen, wenn auch nicht geradezu als falsch, so doch für sehr gewagt und verfrüht angesehen werden. Ich selbst würde dieser Ansicht sein und ihn noch bis zu weiterer Prüfung zurückbehalten haben, wenn er mir an Wahrscheinlichkeit nicht bedeutend dadurch gewonnen hätte, dass auch der Rhythmus der monatlichen Cholerafrequenz, wie er sich unmittelbar an die immunen

Jahre anreiht, diesem Schlusse nach beiden Richtungen hin entspricht.

Wenn nämlich eine zu grosse Trockenheit des Bodens wirklich der Grund für die Immunität von Bombay im Jahre 1857/58
war, so darf nach Aufhören des ungenügenden Regens im September 1858 nicht wie gewöhnlich die Cholera sich bis zum Wieder-
eintritt der nächsten Regenzeit beträchtlich vermehren, sondern
sie muss auf einem niedrigen Stande noch verharren und kann
erst mit dem Regen des nächsten Jahres, wenn er reichlich genug
ist, wieder auflodern, ähnlich wie auch im Panjáb in der Regel
erst der Regen die Cholera bringt. Dieser Voraussetzung entsprach
das Verhalten der Cholera vom October 1858 bis September 1859
in Bombay ziemlich genau.

	October	November	December	Januar	Februar	März	April	Mai	Juni	Juli	August	September
Cholera . .	6	7	7	289	10	9	7	69	843	329	170	41
Regen . . .	3,1	—	—	—	—	—	0,1	—	26,8	28,8	14,5	5,9

Mit Ausnahme des Januar 1859 bleibt die Cholera so niedrig,
wie im Jahre 1857/58, bis die Regenzeit eintritt. Die plötzliche
momentane Steigerung im Januar rührt vielleicht entweder von
bestimmten Quartieren Bombays her, die in Folge besonderer Lage
und Verhältnisse gerade in diesem Monate eine Localepidemie be-
günstigten, oder sie hängt vielleicht mit der Rückkehr von Pilgern
oder anderen Menschenmassen aus inficirten Gegenden zusammen,
die in diesem Monate in manchem Jahre zahlreich erfolgen soll.
Drei Monate vor und drei Monate nach Januar überschreitet die
Zahl der Choleratode nicht 10 im Monate, aber mit der Ankunft
der Regen im Juni 1859 erfolgt ein gewaltiger Sprung von 69 im
Mai auf 843 Fälle im Juni, während das Mittel für diese beiden
Monate 294 und 278 ist.

Nicht minder entspricht dem gezogenen Schlusse und der dadurch bedingten Voraussetzung die Cholerafrequenz, welche auf
jene beiden Jahre folgte, deren Immunität ich vom Einfluss von
zu viel Wasser im Boden ableiten möchte. Betrachten wir zuerst,
was auf das Jahr 1852/53 folgte:

Vom October 1853 bis September 1854 war der Verlauf folgender:

	October	November	December	Januar	Februar	März	April	Mai	Juni	Juli	August	September
Cholera . .	250	571	240	60	299	372	724	520	950	317	68	14
Regen . . .	—	—	—	—	—	—	—	—	16,3	39,9	3,9	13,6

Nachdem im Juli, August und September 1853 nur je 6 Cholerafälle vorgekommen waren, erheben sie sich unmittelbar nach Beendigung der Regenzeit im October auf 250 Fälle, und es schliessen sich nun offenbar zwei Epidemien unmittelbar an einander, die vielleicht verschiedenen Quartieren der Stadt angehören, die zu verschiedenen Zeiten ergriffen wurden, und erst die nächste Regenzeit vermag der Krankheit wieder Einhalt zu thun.

Aehnlich bewegt sich die Cholera in Bombay vom October 1861 bis September 1862:

.	October	November	December	Januar	Februar	März	April	Mai	Juni	Juli	August	September
Cholera . .	34	35	466	625	240	334	260	367	218	117	95	161
Regen . . .	1,8	—	—	—	—	—	—	0,01	22,3	15,1	12,6	21,6

Auch hier sieht man zwei Monate nach dem Aufhören des Regens von 1861 zahlreiche Cholera folgen, zwei in einander übergehende Epidemien, eine Winter- und eine Frühlingsepidemie, der Eintritt der Regenzeit dämpft sie, da aber der Regen im Juli und August weit unterm Mittel bleibt, so erhebt sie sich schon im September wieder höher, und schlägt im nächsten Jahre theilweise in den entgegengesetzten Rhythmus um.

Dass das hier zu Grunde liegende Gesetz nicht in jedem Jahre so unverkennbar hervortritt, wie in den drei Jahren der so auffallend geringen Choleraminima, ist bei einem so complicirten Vorgange wohl selbstverständlich und nicht anders zu erwarten.

Da bei Processen im Boden, die wohl längerer Vorbereitung bedürfen, nicht bloss die Regenmenge, sondern auch noch viele andere, meist noch ganz unbekannte Factoren thätig sein werden, so darf man nicht hoffen, jetzt schon mit einem einzigen Beispiele, wie mit dem in Bombay, alle Räthsel lösen zu können. Die Richtigkeit des aufgestellten Gesetzes selbst zugegeben, müssen seine Störungen durch die vielen anderen Factoren zahlreich sein. Wer übrigens gelernt hat, Zufall und Wahrscheinlichkeit nach wissenschaftlichen Principien zu bemessen, wird sich kaum des Glaubens erwehren können, dass hier unverkennbare Aeusserungen eines Gesetzes vorliegen.

In noch so wenig fest begrenzten Gebieten der Forschung, wie die Aetiologie der Cholera, ist es viel schädlicher, einen Gedanken sofort aufzugeben, weil nicht alles klappt, als ihm mit Zuversicht sich hinzugeben und treu zu dienen. So lasse ich mich z. B. in Bezug auf Bombay nicht irre machen, dass dem Jahre, dessen Cholerarhythmus sich nach 1858/59 noch am meisten dem Rhythmus von Lahor nähert, dem Jahre 1862/63 keine Jahre unmittelbar vorangegangen sind, deren Gesammtregenmenge absolut unter dem Mittel war.

	October	November	December	Januar	Februar	März	April	Mai	Juni	Juli	August	September
Cholera . .	272	201	269	189	50	89	161	153	161	412	240	178
Regen . . .	1,4	—	—	—	—	—	0,1	0,03	23,4	30,7	10,5	9,9

Obgleich hier von Anfang an schon viel mehr Cholerafälle sich zeigen als im Winter und Frühling 1858/59, so unterbricht doch der Eintritt der Regenzeit die Cholera nicht in der Weise, wie es sonst und namentlich nach nassen Jahren geschieht, sondern die Cholera dauert die Regenzeit hindurch fort, ja erreicht sogar im Juli das Maximum des Jahres. Der Regen mangelte allerdings im vorausgehenden Jahre nicht, sondern betrug sogar 70 Zoll, etwas über dem Mittel. Gleichwie aber in Indien Misswachs und Hungersnoth nicht bloss in Folge eines Mangels oder Abgangs an der jährlichen normalen Regenmenge, sondern auch in Folge einer abnormen Vertheilung derselben im Jahre entstehen, so könnte das recht wohl auch bei der Cholera der Fall sein, und wirklich war im Jahre 1862 die Regenvertheilung in Bombay eine sehr abnorme. Anstatt das Mittel 22,7 Zoll im Juli und 13,1 im August zu haben, hatte man nur 15,1 und 12,6 Zoll, also 8 Zoll zu wenig und dafür eine über das Mittel erhöhte Temperatur der Luft. Der Entgang an Niederschlag und die zu dieser Zeit ungewöhnliche Verdunstung könnten den Boden leicht in einen solchen Zustand der Trockenheit gebracht haben, dass die im September und October noch nachfolgenden Niederschläge daran wesentlich nichts oder nicht mehr hinreichend zu ändern vermochten.

Bei dieser Gelegenheit will ich auch gleich noch ein Verhältniss besprechen, welches von der Grundwassertheorie unzertrennlich ist und von Anderen vielfach anders aufgefasst und angesehen wird als von mir. Die Cholera gedeiht bekanntlich weder auf dem Wasser, noch in der Wüste. Da könnte man denken, als wäre gerade nur ein mittlerer Feuchtigkeitsgehalt des Bodens dazu erforderlich und als würde sie bei diesem immer gedeihen. Diese Vorstellung entspräche den Thatsachen entschieden nicht. Eine zeitweise Veränderung, eine Schwankung im Wassergehalte. scheint absolut nothwendig zu sein. Der der Schwankung vorausgehende, länger dauernde Zustand, gleichviel ob zu trocken oder zu nass, ist vielleicht gleichbedeutend mit der Zeit der Ruhe des Bodens oder der Brache in der Landwirthschaft. Aehnlich wie Holz oder gewisse Sandsteine sowohl im Wasser als in trockener Luft gleich gut ausdauern, aber durch abwechselndes Nass- und Trockenwerden rasch in Zerfall übergehen, so kann es auch mit den Zersetzungsprocessen im Boden sein, welche für das örtliche und zeitliche Substrat für die Choleraepidemien nothwendig sind. Wir sehen Choleraepidemien entstehen, sowohl wenn ein dafür überhaupt geeigneter Boden lange nass war und dann trockener wird (Calcutta), als auch wenn ein solcher Boden lange trocken war, und darnach wieder nässer wird (Lahor). Man könnte nun glauben, recht consequent zu sein, wenn man dächte, dass nach diesem Grundsatze sowohl Calcutta als Lahór jährlich zwei gleich grosse, der Schwankung entsprechende Cholerazeiten haben müsste, Calcutta zuerst eine beim Austrocknen, und dann wieder eine beim Wiedernasswerden, Lahor umgekehrt eine beim Nasswerden und dann eine beim Wiedertrockenwerden. Dieser unbekannte Process im Boden, der sich bei Choleraepidemien geltend macht, und bei Eintritt eines gewissen Wassergehaltes, durch eine gewisse Schwankung ausgelöst wird, hat gewiss auch noch viele andere Bedingungen und vorbereitende Stadien. Durch den Ablauf des Processes werden diese Bedingungen theilweise verbraucht oder aufgezehrt, und der Process kann in einer gewissen Stärke erst wieder vor sich gehen, wenn alle Bedingungen in gewissen Quantitäten sich wieder hergestellt haben. Das erklärt hinreichend, warum die Wirkung des Auf- und Niedergehens der Feuchtigkeit an ein und demselben Orte so ungleich sein kann.

Das Beispiel Macpherson's von Bombay zeigt deutlich, dass die Bedingungen im Boden zeitweise angesammelt und zeitweise verbraucht werden. Höchst lehrreich ist da, dass auf die drei immunen Jahre stets grosse Epidemien gefolgt sind, so dass man recht wohl denken kann, dass auch zur Zeit, wo keine Cholera in Bombay ist, etwas vorbereitet oder hergerichtet wird, was bei einer künftigen Epidemie zur Verwendung kommt. Auf das immune Jahr 1852/53 mit 127 Choleratodesfällen folgt das Jahr 1853/54 mit 4785 Toden: auf das Jahr 1860/61 mit 168 Toden das Jahr 1861/62 mit 2952 Toden. Nach dem immunen Jahre 1857/58 mit 147 Toden konnte gemäss der oben angenommenen Anschauungsweise die nächste Epidemie nicht vor Eintritt der Regenzeit des nächsten Jahres 1859 beginnen, und es starben von da an in einem Jahre bis zum Juni des nächsten Jahres 3154 Menschen an Cholera. Jedenfalls ist es unzweifelhaft, dass die auf immune Zeiten folgenden Epidemien eine Sterblichkeit hervorrufen, welche hoch über dem Mittel steht. Es hat den Anschein, als würde etwas nachgeholt, als käme nachträglich etwas zur Geltung, was während der immunen Zeit wohl disponibel geworden, aber nicht verbraucht worden ist.

Es wäre gewiss sehr lehrreich, von mehreren grossen Städten Indiens in geographisch und meteorologisch verschiedenen Theilen des grossen Reiches genaue Angaben über monatliche Regenmenge, Temperatur und Cholerafrequenz während einer Reihe von Jahren, ähnlich wie von Bombay, vor sich zu haben und vergleichen zu können.

Mit diesen eben besprochenen Verhältnissen steht auch die von Bryden mehrfach erwähnte Thatsache in Zusammenhang, dass das Ausbleiben des gewöhnlichen Regens im Panjáb wohl eine Hungersnoth nach sich zieht, aber stets eine cholerafreie Zeit giebt — z.B. 1860 —, während hingegen das Ausbleiben oder eine zu geringe Menge des Regens in der zunächst dem Meere gelegenen Provinz Orissa wohl auch eine Hungersnoth nach sich zieht, aber schon immer von schwerer Cholera begleitet wird,

z. B. 1866. Ebenso macht Bryden[1]) aufmerksam, wie oft die trockenen Jahreszeiten genau vom selben Charakter, wie in Nordindien, wo sie die Cholera verhinderten, in den Centralprovinzen der Cholera Gelegenheit gaben, von einem Meeresufer bis zum anderen zu schreiten.

Es ist allerdings nicht zu erwarten, dass in Indien bereits Grundwassermessungen von einer Reihe von Jahren her vorliegen, sie gehen ja selbst in Europa erst an einem einzigen Orte, in München, auf 16 Jahre zurück. Im Klima von Deutschland ist es nicht möglich, aus der Regenmenge einer Gegend allein mit Sicherheit auf den Grundwasserstand zu schliessen, theils weil die Niederschläge sich über das ganze Jahr viel unregelmässiger vertheilen, ferner weil man nicht wissen kann, wie viel sofort wieder verdunstet, wie viel auf der Oberfläche abfliesst, und wie viel schon im Boden von höher gelegenen Gegenden kommt und sich stellenweise ansammelt. In Ostindien geben wahrscheinlich die Regenmengen viel sicherere Anhaltspunkte für die Grundwasserstände, nicht nur weil dort die Regenzeit viel regelmässiger bestimmte Zeiten im Jahre einhält, sondern weil in dem heissen Klima auch die locale Verdunstung ein viel grösserer Factor ist. Dass aber mit den Niederschlägen allein ohne gleichzeitige Rücksichtsnahme auf die Bodenbeschaffenheit auch in Indien nicht auszukommen ist, zeigen schon die ersten dort von Dr. D. Cunningham gemachten Beobachtungen in Rajmahál. Ueber Naya Bazaar hat es sicherlich ebensoviel geregnet, wie über Kassim Bazaar.

Die Grösse der Schwankung des Grundwasserspiegels im endemischen Bezirke scheint jährlich sehr beträchtlich zu sein. Professor Dr. Rolleston in Oxford theilte mir seiner Zeit die erste directe Bestimmung mit, welche Dr. French in Bioliah am Ganges auf Veranlassung des Obersten Rigaud vom 60. Rifle-Regiment gemacht hatte, wonach an dieser Stelle die Schwankung 10 Fuss betrug[2]).

Einen wenn auch unvollkommenen ersten Beitrag zur Veranschaulichung der Frequenz der Cholera im Vergleich mit den Bewegungen des Grundwassers im endemischen Bezirke hat Dr. Fawcus, Arzt des grossen Centralgefängnisses in Alipur, gegeben[3]).

„In der Absicht, Pettenkofer's Theorie von der Entstehung der Cholera zu prüfen, wurde ein Apparat hergestellt, um das Stei-

---

[1]) Bryden p. 152.
[2]) Calcutta Gazette 23. Septbr. 1668, Official Papers.
[3]) Dr. Mouat, Administration Report of the jails 1869. Vol. II, p. 124.

gen und Fallen des Wassers im Boden zu zeigen und über einem der Gefängnissbrunnen befestigt. Der Zeiger dieses Instrumentes deutet an, dass das Steigen und Fallen des Wassers nicht mit dem Regen verknüpft war, sondern dass es dem Wasserstand in dem benachbarten Canale entsprach. Während der Fluth stieg das Wasser im Brunnen und mit der Ebbe fiel es. Nachdem diese Thatsache hinreichend constatirt war, schien es unnöthig, die Beobachtungen über den Spiegel des Brunnenwassers in diesem Gefängnisse fortzusetzen. Ein Verzeichniss der Höhen der Fluth muss alle Information geben, welche nöthig ist, und da ein solches Verzeichniss für die letzten fünf Jahre gehalten wurde, so besitzen wir sofort die Mittel, um zu beurtheilen, in welchem Umfange Pettenkofer's Theorie durch die Erfahrung von der Cholera im Alipur-Gefängnisse unterstützt wird. Die Thatsachen, welche über diesen Gegenstand das Alipur-Gefängniss geliefert hat, sind ausnehmend werthvoll, da es sich um eine Masse von Menschen handelt, welche so gleichmässig als nur immer möglich denselben Bedingungen unterworfen sind. Die Beobachtung erstreckt sich über fünf Jahre und ist sehr genau, weil jeder Cholerafall sorgfältig untersucht und registrirt ist. Eine sorgfältige Vergleichung der Tafel über die Wasserhöhe im Canal und Tafel über die Cholerafälle während fünf Jahren zeigt, dass die Choleraepidemien gleichzeitig mit einem niederen Wasserstande auftreten, wenn er kurz zuvor hoch war."

In der graphischen Darstellung von Dr. Fawcus giebt der fortlaufende Stand der Ebbe jedenfalls das deutlichste Bild vom Stand des Grundwassers, welcher in der trockensten und nassesten Jahreszeit hiernach 8 bis 10 Fuss differirt, also ähnlich wie das Grundwasser in Bioliah.

Ich muss gestehen, dass ich mir nur sehr wenig von der Beobachtung des Wasserspiegels in einem Brunnen, dessen Stand vom nächsten offenen Wasserlauf beeinflusst wird, noch weniger aber von der Beobachtung des Wasserstandes eines die Ebbe und Fluth des Meeres fühlenden Canales des Ganges eine Uebereinstimmung erwartet hätte. Ich müsste die Verhältnisse in Indien aus eigener Anschauung kennen, um mir darüber Rechenschaft zu geben. Einstweilen kann ich mir nur denken, dass in Alipúr die Wassermassen, die der Ganges ins Meer führt, sich in verschiedenen Jahren und Jahreszeiten beiläufig proportional dem Unterschiede, den Schwankungen in der Durchfeuchtung oder dem Wassergehalte des dortigen choleradisponirten

Bodens verhalten. Jedenfalls möchte ich davor warnen, diese Beobachtungsweise des Grundwassers zu generalisiren und da, wo die Brunnen die Schwankungen des Wasserstandes im nächsten Flusse spüren, ohne Weiteres nur den Flussspiegel zu beobachten. Man wird besser thun, so weit vom Flusse seitwärts zu. gehen, bis man einen Brunnen findet, welcher nicht mehr direct vom Flusse beeinflusst wird.

Zu welch grossen Widersprüchen es führen kann, wenn man Ebbe und Fluth an die Stelle von Grundwasser in meinem Sinne setzt, geht sehr deutlich aus einer Mittheilung hervor, welche jüngst Macnamara[1]) über die Bewegung der Cholerafrequenz in Calcutta von 1865 bis 1870 gemacht hat, in welcher unter anderm auch die Bewegung von Ebbe und Fluth berücksichtigt und als Grundwasser angenommen ist. Macnamara findet nicht entfernt den Zusammenhang in Calcutta, wie Fawcus in Alipúr. Schwankungen des Wasserspiegels im Boden haben nur dann eine Bedeutung, wenn sie vom Wechsel der Durchfeuchtung einer örtlich darüber liegenden porösen Bodenschichte abhängen und herrühren, wenn sie für den Einfluss des Regens sozusagen Zifferblatt und Zeiger sind. So weit die Bewegungen von Ebbe und Fluth vom Einfluss des Mondes, und nicht von der Durchfeuchtung des Bodens von oben abhängen, darf man für das örtliche und zeitliche Auftreten der Cholera keinen Einfluss erwarten.

Nach einer Mittheilung von Lewis[2]) ist das Grundwasser an andern Orten z. B. in Allahabád ganz unabhängig sowohl von der Jamna, als vom Ganges, und zwar gleich in der unmittelbaren Nähe des Flusses. Auch in Allahabad wird die jährliche Schwankung des Wassers in den Brunnen durchschnittlich auf 10 Fuss geschätzt. Der Sanitary Commissioner theilt mit[3]), dass seit Ende des Jahres 1869 zahlreiche Stationen zur Beobachtung der Schwankungen des Grundwassers über die ganze Präsidentschaft Bengalen errichtet wurden, „die in der Zukunft von Werth sein würden, sowohl um Pettenkofer's Ansichten zu prüfen, sowie auch als ein Mittel, um Thatsachen zu erhalten, welche für sich selbst von grosser Wichtigkeit in ihrer Verbindung mit der erhöhten und verminderten Morbilität im Allgemeinen sind."

---

[1]) From Dr. C. Macnamara etc. to J. Simon etc. Calcutta. Central Press Company. 15. January 1871.

[2]) Sixth Repert. Appendix A. p. 168.

[3]) Sixth Repert. p. 73.

Funfzehnter Abschnitt.

Schluss.

Wenn man das grosse Material von Thatsachen und Beobachtungen überblickt, die jetzt bereits aus dem Heimathlande der Cholera vorliegen, so kann man nicht anders, als sich darüber freuen, dass man auch in Indien keine Mühe scheut, auf dem Wege der Erkenntniss vorwärts zu kommen. Jeder, welcher die neuesten Arbeiten, die dort entstanden sind, genau studirt hat, wird sich gedrungen fühlen, mit einigen allgemeinen Sätzen innerhalb des weiten Kreises der Thatsachsen Stellung zu nehmen, um wo möglich gewisse Stützpunkte zu gewinnen und von ihnen aus die weitere Entwicklung der Arbeit der Forschung zu fördern. Ich befinde mich zum erstenmal in meinem Leben in der wohlthuenden Lage, mir ein Bild vom epidemischen Wesen der Cholera zu entwerfen, ohne nöthig zu haben, auch nur eine einzige von mir selbst beobachtete Thatsache hierfür zu gebrauchen: ich entgehe diesmal dem Vorwurfe, dass zum Aufsuchen und Betrachten der Thatsachen in einem gewissen, d. h. in meinem Sinne auch mein individuelles Auge, will sagen ein abnormes, nicht richtig oder wahrhaft sehendes Auge dazu gehöre.

Ich begnüge mich, sieben Sätze aufzustellen, welche mir durch die in Indien gemachten Erhebungen und Untersuchungen im Zusammenhalt mit unseren feststehenden Erfahrungen in Europa unzweifelhaft zu sein scheinen.

Erster Satz.

In Indien giebt es einen oder mehrere Bezirke, in denen die Cholera seit ältester Zeit endemisch mit einer nach Jahreszeiten wechselnden Frequenz ihren Sitz hat. Die Ursache der Krankheit und ihrer Endemicität kann nicht in den dort lebenden Personen, sondern muss in einer noch unbekannten Relation des specifischen Krankeitskeimes zu Boden und Klima gesucht werden.

Zweiter Satz.

Von jeher hat sich die Cholera in Indien von den endemischen Bezirken aus zeitweise auch über andere Länderstrecken epidemisch verbreitet. Als Mittel der Verbreitung nehmen in Indien Einige die Luftströmungen, namentlich die Monsuns an (Miasmatiker, Bryden), Andere den menschlichen Verkehr, namentlich durch die Excremente Cholerakranker (Contagionisten, Macnamara), noch andere lassen die Verbreitung auf beiden Wegen erfolgen. Den Thatsachen gegenüber erweist sich keine dieser Ansichten als festbegründet.

So bestimmt und unwiderleglich die Thatsachen in Indien beweisen, dass der menschliche Verkehr für sich allein ohne gleichzeitiges Gegebensein gewisser örtlicher und zeitlicher Bedingungen keine Choleraepidemien hervorzurufen vermag, ebenso bestimmt und unwiderleglich beweisen die Thatsachen der Choleraverbreitung über die Grenzen Indiens hinaus, namentlich in Europa, dass die Cholera durch Luftströmungen nicht von einem Orte zum andern verbreitet wird, sondern dass sich an den menschlichen Verkehr mit inficirten Orten ein wenn auch noch unbekanntes Etwas und in einer noch unbekannten Weise knüpft, was dorthin gebracht, wo sich die nöthigen örtlichen und zeitlichen Bedingungen vorfinden, Choleraepidemien hervorrufen kann.

So bestimmt die Erfahrungen in Indien gegen die Ansichten der Contagionisten sprechen, welche bei der Erzeugung des Cholera-

infectionsstoffes den menschlichen Körper die Rolle des Bodens
von Indien spielen lassen, auf dem die Cholera endemisch ist, ebenso
bestimmt sprechen die Erfahrungen ausserhalb Indiens gegen die
Ansichten der Miasmatiker, welche den Einfluss des menschlichen
Verkehrs für entbehrlich halten und die Cholera sich durch die
Winde verbreiten oder autochthon entstehen lassen.

Dritter Satz.

Was das zeitweise örtliche Gedeihen des Cholerakeimes, den
man x nennen kann, bedingt, das geht nicht vom menschlichen
Organismus aus, sondern vom Orte, von noch unbekannten Processen im Boden. Dieser Grundsatz gilt nicht nur für das endemische Gebiet, sondern für überall, soweit sich Choleraepidemien entwickeln. Das vom Orte oder Boden gelieferte Substrat, von welchem
die örtliche und zeitliche Disposition für Choleraepidemien abhängig
ist, kann einstweilen y genannt werden. Der Cholerakeim x ist
der Wanderung mit dem Menschen fähig und kann willkürlich verbreitet werden, das örtliche und zeitliche Substrat y ist jedenfalls
in seiner Entstehung an den Ort gebunden und unterliegt ganz
den am Orte herrschenden Verhältnissen des Bodens und des
Klimas.

Vierter Satz.

Jener Theil des Choleraprocesses, welcher im Boden vor sich
geht und von dem der zeitliche Rhythmus der Cholerafrequenz
sowohl im endemischen als epidemischen Gebiete ganz wesentlich
abhängt, erfordert neben anderen Bedingungen auch einen gewissen
mittleren Feuchtigkeitsgehalt des Bodens. Sowohl grosse an-
dauernde Trockenheit (wie in der Wüste), als auch grosse an-
dauernde Nässe des Bodens (wie im Gangesdelta gegen Ende der
Regenzeit) sind der Cholera gleich ungünstig. Daher fällt in der

vorwaltend trockenen und heissen Gegenden Oberindiens mit spär-
lichen Niederschlägen die Cholera durchschnittlich mit der Regenzeit zusammen (Sommer- oder Monsuncholera in Lahór), während
in dem vorwaltend feuchten und heissen Niederbengalen mit sehr
reichlichen Niederschlägen die Cholera im regenlosen Frühlinge
herrscht (Frühlingscholera in Calcutta) und von den Sommer- oder
Monsunregen wieder verscheucht wird. Orte, welche, wie z. B. Madras, in ihren Regenverhältnissen unter sonst gleichen Umständen
im Mittel zwischen Lahór und Calcutta stehen, zeigen auch ziemlich
regelmässig Frühlings- und Sommercholera in ein und demselben
Jahre.

Je nachdem in einem Orte in Folge veränderter Regen- und
Temperaturverhältnisse die Feuchtigkeits- oder Grundwasserverhältnisse des Bodens von der sonstigen Regel abweichen, ändert
sich auch der zeitliche Rhythmus und die Frequenz der Cholera
dieses Ortes, so dass ein solcher Ort, z. B. Bombay, anstatt vor-
herrschender Frühlingscholera, ausnahmsweise auch einmal vor-
herrschende Monsuncholera haben kann und umgekehrt.

Ein und dieselbe Regenmenge wirkt ganz verschieden auf verschieden zusammengesetzten und auf verschieden feuchten oder
ausgetrockneten Boden.

Eben solche Verschiedenheiten, wie sie verschiedener Boden
bei der Aufnahme von Wasser bedingt, machen sich auch bei der
Abgabe in die Atmosphäre, bei der Verdunstung geltend. Boden-
und Grundwasserverhältnisse können als Ursachen zeitweiser oder
beständiger Immunität angesehen werden.

Fünfter Satz.

Neben x, dem Cholerakeime, welchen der Verkehr verbreitet,
und y, dem Cholerasubstrat, welches die örtliche und zeitliche Disposition darstellt, wird die Zahl der Erkrankungen wesentlich
durch die individuelle Disposition bedingt, welche bei den Eingeborenen Indiens sehr beträchtlich geringer als bei den Europäern ist.

Unter den Eingeborenen zeigen wieder die Bewohner von Bergländern eine grössere individuelle Disposition, als die Bewohner der
Ebenen.

Sechster Satz.

Die Schiffe auf dem Meere erzeugen nie y, oder mit anderen Worten, besitzen nie örtliche und zeitliche Disposition für sich, sind daher stets immunen Orten gleich zu achten. So weit Cholera auf Schiffen vorkommt, oder durch Schiffe weiter verbreitet wird, stammt sie immer vom Lande. In der weit überwiegenden Mehrzahl der Fälle kommen die Personen, welche auf einem Schiffe erkranken, schon vom Lande inficirt an Bord und vermögen auch die Krankheit auf andere, welche nicht am Lande waren, oder welche vor der Einschiffung an keinem inficirten Orte waren, auf dem Schiffe nicht zu übertragen. Nur in ganz seltenen Fällen erkranken Personen, welche nicht auf dem Lande waren, aber auch stets nur nach irgend einer vorhergegangenen Communication des Schiffes mit dem inficirten Lande. Auch in diesen Fällen ist nicht anzunehmen, dass die Infection die Mitwirkung des Bodens (y) ausschliesse oder entbehrlich mache, sondern dass der Verkehr vom Lande eine hinreichende Menge des Infectionsstoffes gebracht habe, der dort auf gewöhnliche Art (aus x und y) entstanden ist, und vielleicht auf dem Schiffe unter Umständen manchmal noch gewisse Veränderungen eingehen oder eine gewisse Reife erlangen muss, ehe die Infection sich kund geben kann.

Siebenter Satz.

Der Genuss verschiedenen, etwa mit Ausleerungen Cholerakranker verunreinigten Trinkwassers vermag das örtliche und zeitliche Auftreten der Cholera in Indien in keiner Weise zu erklären.

Nachträgliche Bemerkungen.

Diese Sätze stimmen in allem Wesentlichen mit jenen überein, welche ich schon bei einem früheren Anlass aus den damals vorliegenden und grösstentheils in Europa gemachten Beobachtungen über die Verbreitungsart der Cholera gezogen und zusammengestellt habe [1]). Mich auf meine damalige Begründung der „Allgemeinen Sätze über Ursprung und Verbreitung der Cholera" berufend, habe ich diesen sieben Sätzen über die Cholera in Indien nur noch wenig beizufügen.

Der erste Satz bedarf wohl keinerlei Discussion mehr.

Der zweite Satz drückt aus, dass die umfangreichsten und zuverlässigsten Untersuchungen, welche jetzt über die örtliche und zeitliche Verbreitung der Cholera aus Indien vorliegen, mit aller Unzweideutigkeit verneinen, was noch so allgemein geglaubt wird, nämlich, dass die Cholera eine contagiöse Krankheit sei, d. h. dass sich durch den Krankheitsprocess im Menschen der Infectionsstoff erzeuge, der auf Gesunde übergehend auch in diesen wieder die Krankheit hervorrufe und sich dadurch neuerdings vermehre.

Mir erschien es von jeher als ein logischer Fehler, das Entstehen der Cholera im Gangesdelta auf dem Boden Indiens anzunehmen und ausserhalb dieses endemischen Districtes den Boden Indiens für entbehrlich zu halten und durch den menschlichen Organismus zu ersetzen. Ja dass bei Choleraepidemien eine Wirkung vom Boden ausgehe, tritt in Bryden's musterhaften Untersuchungen in Indien so sehr in den Vordergrund, dass er glaubt, die Cholera würde sich von dem ihr eigenthümlichen Boden aus auch nach anderen Orten zeitweise epidemisch durch die Luft (Monsun) verbreiten, wenn auch gar kein persönlicher Verkehr mit den endemischen Bezirken stattfände. Obschon Bryden zugesteht, dass die Ausleerungen von Cholerakranken dasselbe Miasma, wie die Monsuns und die Luft überhaupt, enthalten könnten, so glaubt er doch, dass damit nur ganz vereinzelte Infectionen veranlasst werden, nie aber eine Epidemie, er glaubt sogar die Choleraepidemien auch in Europa und Amerika noch von zeitweise sehr weitgehenden „Cholerawellen" ableiten zu müssen.

Diese Ansicht charakterisirt Bryden als Forscher auf ausschliesslich indischem Gebiete, nur da ist eine solche Unterschätzung des Einflusses des Verkehrs noch möglich, die Erscheinungen der Verbreitung ausserhalb Indiens sind doch nur durch Mitwirkung des Verkehrs erklärlich. Ausser den bereits bekannten und neben den in der Choleraconferenz zu Constantinopel be-

---

[1]) Zeitschrift für Biologie. Band V, S. 294.

reits gebrauchten Beispielen möchte ich Bryden auch noch an eins erinnern, auf welches ich in neuester Zeit in meiner Abhandlung über die Choleraepidemien von Malta und Gozo [1]) als unangreifbaren Beweis gegen autochthone Entstehung der Cholera hingewiesen habe, es passt ebenso gut auch als Beweis gegen die Verbreitung der Cholera durch Luftströmungen, mit denen etwa die Cholera von Alexandria nach Malta getragen werden könnte. Ich wiederhole wörtlich, was ich schon früher gesagt:

„Die Geschichte der Cholera auf Malta scheint mir aber zugleich den allerschlagendsten Beweis zu liefern, dass jedenfalls auch der Verkehr mit inficirten Orten dem zeitweisen Entstehen von Choleraepidemien vorausgehen muss, wenn auch örtliche, zeitliche und persönliche Verhältnisse dazu noch ebenso nothwendig gehören.

„Die Verhältnisse, welche gerade auf diese Frage eine entscheidende Antwort bedingen, liegen in der Malteser Inselgruppe so günstig, wie vielleicht nirgend mehr in der ganzen Welt. Die beiden Inseln Malta und Gozo werden seit 1837 zeitweise von Cholera heimgesucht; beide haben ganz gleiche Bodenbeschaffenheit und gleiches Klima, beide sind gleich empfänglich für Cholera, wie der Verlauf aller Epidemien gezeigt hat (im Jahre 1865 starben von der Bevölkerung auf Malta 12, auf Gozo 16 p. m., man kann also keinenfalls sagen, dass Gozo eine geringere Empfänglichkeit für Cholera habe als Malta); beide Inseln liegen im selben Meere, zwar getrennt, aber hart an einander, haben daher trotz ihrer Isolirung gleiche Winde, gleichen Regen und Sonnenschein, dieselbe Bevölkerung, gleiche Sitten und Gewohnheiten und es lässt sich gewiss mit aller Bestimmtheit annehmen, dass die örtlichen, zeitlichen und persönlichen Bedingungen, welche etwa ausser dem specifischen Keime noch zu Choleraepidemien gehören und aus denen die Cholera autochthon entstehen könnte, auf beiden Inseln gleich und gleichzeitig vorhanden sind. Sie unterscheiden sich nur dadurch, dass Gozo keinen directen Verkehr mit der übrigen Welt hat, sondern nur indirect durch Malta, welches die schönsten Häfen besitzt, während Gozo nicht einen einzigen hat.

„Bei der Gleichheit der Lage, des Bodens, des Klimas und aller übrigen Verhältnisse (mit Ausnahme des Verkehrs) hätte die Cholera, wenn zu ihrem Entstehen der Verkehr mit inficirten Gegenden nicht nothwendig wäre, wenn sie auch autochthon ent-

---

[1]) Zeitschrift für Biologie Bd. VI, S. 175.

stehen könnte oder durch die Luft verbreitet würde, gewiss schon hie und da auf Malta und Gozo gleichzeitig auftreten müssen oder hie und da auf Gozo noch etwas früher, als auf Malta. Aber noch nie ist das der Fall gewesen. Immer trat die Cholera auf Gozo erst ziemliche Zeit später auf, wenn sie in Malta ausgebrochen war. Im Jahre 1837, wo die Cholera die Insel das erste Mal heimsuchte, war der erste Fall in Malta am 26. Mai, zu Gozo am 5. Juli. 1850 war der erste Fall in Malta am 9. Juni, der erste Fall in Gozo am 28. August. 1854 kam der erste Cholerafall in Gozo auch erst am 13. August vor, nachdem schon lange vorher die Krankheit sich in Malta gezeigt hatte. Der erste Kranke kam damals schon mit den Symptomen der Cholera von Malta an; am 19. August ereignete sich der erste Fall an einer Person, die nicht in Malta gewesen war. Auch im Jahre 1856 war der erste Fall auf Gozo eine Person, welche schon cholerakrank von Malta gekommen war. Im Jahre 1865 war der erste Fall in Malta am 20. Juni, in Gozo am 21. Juli vorgekommen. Ohne Ausnahme ist die Cholera zuerst in Malta gewesen und nicht selten liegen sogar viele Wochen zwischen dem ersten Falle auf Malta und dem auf Gozo; ja sogar mehr Zeit, als zwischen dem Ausbruche der Krankheit in Alexandria und in Malta. Im Jahre 1865 ereignete sich der erste constatirte Fall in Alexandria am 2. Juni, der erste in Malta am 20. Juni.“

Diese Thatsachen vermöchte Bryden's Monsuntheorie ebenso wenig zu erklären, als die historische Thatsache, dass die Cholera erst in diesem Jahrhundert und auch da erst Ende der zwanziger Jahre aus Indien nach Europa und Amerika zu wandern begann und zwar genau in den Richtungen des menschlichen Verkehrs. Die Cholera, die wir heutzutage in Indien und auswärts treffen, ist genau dieselbe Krankheit noch, die sie dort vor mehreren tausend Jahren war, ebenso wehen die Monsuns jetzt nicht anders als vor tausend Jahren, — aber unsere Verkehrsverhältnisse haben sich in und ausser Indien verändert, sehr gesteigert und namentlich sehr beschleunigt.

Dass der Verkehr und der Verkehr allein die Cholera über die Grenzen ihres endemischen Gebiets in Indien hinaus verbreite, darüber brauchen wir heutzutage wohl nicht mehr zweifelhaft zu sein, aber gut wäre es, wenn wir nun endlich einmal auch etwas Bestimmtes darüber wüssten, wie und wodurch der Verkehr den Cholerainfectionsstoff oder den Keim dazu verbreitet. Wenn wir ganz offen sein wollen, müssen wir gestehen, dass wir darüber eigentlich noch gar nichts behaupten können. Allerlei Hypothesen sind aufgestellt, aber noch keine hinlänglich erwiesen. Wer einmal an die Verbreitung durch den Verkehr glaubt — und dazu hat man ein gutes Recht —, der wird damit anfangen müssen, das einstweilen noch unbekannte Etwas, das x in seinen Gedanken irgendwo zu localisiren, weil er dann erst untersuchen und prüfen kann, mit welchen Voraussetzungen, die man in Gedanken machen kann, die Thatsachen übereinstimmen oder nicht. — Da hat man nun ziemlich leichtes Spiel, sobald man das x in dem ganzen Menschen oder in Theilen von ihm localisirt, die jeder immer an sich hat. Schon beim ersten Erscheinen der Cholera an den Grenzen Europas behaupteten russische Aerzte, dass die Cholera durch die Abtritte sicher anstecke[1]). Wer nicht für ein autochthones Miasma war, glaubte, in den Darmentleerungen, die bei dem Choleraanfall ja eine so grosse Rolle spielen, sei das Contagium, oder doch der Keim zu einem Infectionsstoffe enthalten. Die Excremente sind auch dasjenige, was der Mensch an verschiedenen Orten deutlich sichtbar von sich giebt, oft das Einzige, was er von sich an einem Orte zurücklässt. Der Glaube, dass in den Excrementen der Cholerakeim seinen Sitz habe, wurde bald allgemein und auch ich habe ihm gehuldigt und bin auch gegenwärtig noch nicht ganz überzeugt, dass es nicht doch so sei. Es sind viele Thatsachen bekannt geworden, welch eine derartige Verbreitung wahrscheinlich machen, z. B. dass Diarrhoekranke aus bereits inficirten Orten so häufig als Verbreiter der Cholera in Orten erscheinen, welche bis zur Ankunft derselben noch keine Cholerafälle hatten; dass Wäscherinnen nicht selten in auffallender Zahl erkranken[2]), ferner dass Kleider und Wäsche von Cholerakranken in einem inficirten Orte verpackt und verschickt, am Bestimmungsorte Cholerafälle hervorgerufen zu haben scheinen; dass Infectionsversuche mit Cholerastühlen, wie sie Lindsay, Thiersch und Sanderson an Thieren machten, bestimmte Krankheitserscheinungen hervorriefen, u. s. w. Alle diese Thatsachen betrachtete man als Beweise, dass an den Excrementen das unbekannte inficirende Agens hafte, dass die nächste Umgebung der Kranken, die Wäsche, die Kleider, die eingetunkten Papier-

---

[1]) Dr. v. Tilesius: Ueber die Cholera und die kräftigsten Mittel dagegen. Bd. II, S. 44. 1830. Bei Schrag in Nürnberg.

[2]) Siehe einen der merkwürdigsten Fälle der Art — das Wäscherdorf Craponne bei Lyon. Zeitschrift der Biologie Bd. IV, S. 409.

streifen Träger dieses Agens seien, deshalb weil Excremente an ihnen haften und erst gar, wenn ein Tropfen eines Cholerastuhles in einen Fluss oder in eine Trinkwasserleitung kam, dann glaubte man, könnte eine ganze Bevölkerung gleichzeitig damit vergiftet werden. Aber alle diese Thatsachen sind keine Beweise dafür, dass die Excremente wirklich die Träger des Cholerakeimes sind, sie sind nur einer solchen Annahme nicht geradezu entgegen, zu der uns ja eigentlich nur die feste Ueberzeugung veranlasst hat, dass der Cholerakeim thatsächlich durch den Verkehr verbreitet wird, dass er daher in irgend etwas localisirt sein müsse. Auf diesem Glauben allein ruhen auch unsere Desinfectionsmaassregeln gegen Cholera.

Aus zwei Gründen fange ich an, daran zu zweifeln, dass unsere Vorstellungen sicher richtig sind, erstlich weil wir sowohl in unserer Erkenntniss des Wesens der Cholera und in den praktischen Erfolgen bei Bekämpfung derselben von diesem Standpunkte aus aber auch nicht den geringsten Fortschritt binnen vierzig Jahren gemacht haben, als auch weil es Fälle giebt, in welchen auch ohne Excremente von Cholerakranken und durch sonst ganz gesunde Personen aus inficirten Orten Mittheilung erfolgt zu sein scheint[1]). Mein erster Grund ist zwar kein positiver, aber wie mir scheint, doch ein sehr beachtenswerther. Man kann allerdings in der rechten Richtung zum Ziele sein und doch nicht vorwärts kommen, weil noch Hindernisse im Wege liegen, deren Beseitigung erst abzuwarten ist; aber das ist doch seltener der Grund einer sich so lange stets gleich bleibenden Fruchtlosigkeit aller Bemühungen, gewöhnlich rührt diese doch davon her, dass man sich in falscher Richtung bewegt und anstrengt oder so zu sagen mit dem Kopfe durch eine Wand will. Man braucht die bisherige Richtung deshalb nicht sofort aufzugeben, aber es empfiehlt sich doch unter solchen Umständen, auch in anderen naheliegenden Richtungen zu suchen, ob man nicht einen Schritt weiter kommen kann.

Was wir jetzt von der Cholera wissen, ist sehr wenig, aber es ist doch einiges, und darunter gehören namentlich zwei Dinge:

1. Dass die Cholera durch den Verkehr zu Lande und zu

---

[1]) Siehe den merkwürdigen Fall von Dr. Niericker in Würenlos — Zeitschrift für Biologie Bd. IV, S. 446, wo zur Verschleppung des Choleragiftes von Zürich nach Würenlos gebrühte Rindsfüsse dieselbe Rolle gespielt zu haben scheinen, wie bei Verschleppung des Typhusgiftes in Islington die Milch. Edward Ballard, Typhoid-Fever in Islington. London 1871, Churchill.

Wasser thatsächlich verbreitet wird, oder richtiger gesagt, unter gewissen Bedingungen verbreitet werden kann;

2. dass die Cholera keine contagiöse Krankheit in gewöhnlichem Sinne ist, dass sich der Infectionsstoff nicht im menschlichen Körper erzeugt und fortpflanzt.

Bryden hat durch seine umfangreichen Studien gerade in Indien, im Heimathlande der Krankheit, die Ansicht der Contagionisten für immer beseitigt; ihn lassen seine Untersuchungen sehr gering, ja zu gering von der Bedeutung des menschlichen Verkehrs denken, wenn er spricht [1]): „Man hat uns kürzlich gesagt, dass der Cholerakeim das hinterlistigste aller Gifte ist und dass ein einzelner Cholerafall eine Nation vergiften kann. Ja noch mehr, dass ein einziger Fall von Diarrhöe, nicht zu unterscheiden von der gewöhnlichen, nicht specifischen Diarrhöe, der Brennpunkt werden kann, von dem aus die tödtliche Cholera ausstrahlt, sich im Gehen vermehrend, bis ein Königreich verwüstet ist. Und das wird für volle Wahrheit gehalten. Der Gesichtspunkt, unter dem ich die Cholera von Indien dargestellt habe, ist davon sehr verschieden. Ich habe sie bisher beschrieben, nicht als ein hinterlistiges Miasma, was von Mensch zu Mensch schleicht, von Dorf zu Dorf oder von Provinz zu Provinz, oder als ein Ding, um bewacht und isolirt, oder in seiner Verbreitung durch Quarantänemaassregeln begrenzt zu werden. Ich habe die Geschichte des Choleramiasmas geschrieben als eines Dinges für sich und berechenbar, zu einer bestimmten Zeit einer bestimmten Oertlichkeit angehörend, aus dem Boden hervorsprossend, weil es hineingesäet worden ist, wiederbelebt als etwas Organisirtes, und fortschreitend, wenn es wandert, mit einer Fronte, die sich so weit erstreckt, als die Breite der natürlichen Provinz ist, die damit bedeckt werden soll. Ich habe ihre Ausdauer zwischen zwei bestimmten Zeitpunkten beschrieben, abhängig nicht von einer meteorologischen Ursache und gewiss nicht von irgend einer Zufälligkeit des menschlichen Verkehrs; sondern wie ein Blatt, oder eine Blume, oder ein Insect eine zeitliche Existenz hat, selbständig in sich und doch einem gewissen Klima folgend, so hat auch die lebendige Cholera ihren Lebenslauf, welchen keine Combination von Bedingungen (so mächtig diese sein mögen) verlängern kann."

Diese gewichtige und unzweideutige Stimme aus Indien vermag uns zwar in unserem Glauben nicht zu erschüttern', dass die Wege, auf denen die Cholera zu uns nach Europa gelangt, doch

---

[1]) a. a. O. p. 199.

die Verkehrswege sind, aber sie macht uns in scharfer Weise auf den in Europa gegenwärtig noch allgemein verbreiteten Irrthum aufmerksam, zu glauben, dass es eine Cholera ohne Boden gäbe, dass der Boden bei der Verbreitung keine wesentliche Rolle spielte, dass ausserhalb Indiens der menschliche Körper die Rolle des Bodens von Niederbengalen übernehmen könnte.

Wer künftig noch eine Vorstellung über die Verbreitung der Cholera durch den Verkehr sich bilden will, muss diese Natur der Cholera, wie sie Bryden schildert, und ihre thatsächliche Abhängigkeit vom Boden und von der Jahreszeit mit in seine Vorstellung aufnehmen, denn eine Vorstellung, welche für das Verhalten der Cholera in Indien keinen Platz liesse oder nicht darauf basirt wäre, könnte nur eine falsche Vorstellung sein. Die Vorstellung, dass die Cholera durch die Excremente der Menschen von einem Orte zum andern verschleppt werde, ruht ganz auf der falschen Lehre der Contagiosität der Cholera und ist vielleicht wie diese falsch. Ich, als ich zuerst neben dem Einfluss des Verkehrs auch die Nothwendigkeit der örtlichen und zeitlichen Disposition erkannt hatte, suchte allerdings die von den Contagionisten entlehnte Hypothese mit dem Boden in Beziehung und Zusammenhang zu bringen, aber vermied es absichtlich doch immer, mir ein bestimmtes Bild zu machen und liess. z. B. ausdrücklich unentschieden, ob der Keim x in den Excrementen mit dem y der örtlichen und zeitlichen Disposition in Abtrittgruben, im Boden, im Wasser, in der Luft oder in den Wänden der Wohnung oder vielleicht gar erst im menschlichen Organismus sich begegnen muss, um Cholera hervorrufen zu können [1]).

Da nun in Indien die überzeugendsten Thatsachen vorliegen, dass die Cholera nicht von gewissen Personen, sondern von gewissen Oertlichkeiten ausgeht, so könnte man sich ja auch die Frage so stellen, was der Mensch ausser seiner Person noch alles von einem Orte zum andern bringt, woran der örtliche Infectionsstoff von a haften könnte, der sich am Orte b nur festsetzen und vermehren kann, wenn er auch da die örtlichen Bedingungen vorfindet, welche zu seinem Entstehen an dem Orte a nothwendig waren. Man sollte sich von jetzt an bemühen, Vorstellungen zu schaffen, die weniger die Persönlichkeit der Kranken als die Oertlichkeit der Epidemien zur Grundlage, und weniger die inficirten Menschen und mehr die inficirenden Localitäten zum Ausgangspunkte haben.

---

[1]) Zeitschrift für Biologie Bd. V, S. 180.

Man könnte sich ganz das Gegentheil vom Bisherigen vorstellen, z. B. dass aller Infectionsstoff, welcher vom Menschen an einem Orte in den Organismus aufgenommen wird, für andere Menschen dadurch wirkungslos gemacht wird, entweder dass er bei mangelnder individueller Disposition im Kreislauf zerstört, oder dass er bei gegebener individueller Disposition zum Hervorbringen der Cholerasymptome verwendet wird; und hiergegen annehmen, dass es für den Infectionsstoff, welcher noch wirksam von einem Orte *a* an den andern *b* gebracht werden soll, gerade Bedingung wäre, nicht Bestandtheil eines menschlichen Organismus vorher geworden zu sein. Dass Diarrhöekranke, dass beschmutzte Cholerawäsche und Kleider die Cholera verbreiten und hervorrufen, könnte auch davon herrühren, dass mit Excrementen verunreinigte Stoffe bloss ein gutes Vehikel, eine gute Verpackung für den örtlichen Infectionsstoff sind, um ihn zu condensiren und lebensfähig zu transportiren; dass also der Infectionsstoff, welcher am andern Orte krank macht und unter Umständen sich vermehrt, eigentlich keine Ausscheidung der Diarrhöe- oder Cholerakranken wäre, welche ihn nur transportiren, sondern eine Ausscheidung der krankmachenden Oertlichkeit. Vielleicht könnte jede eiweisshaltige, schwach alkalische Flüssigkeit eben so gut wie eine Choleradiarrhöe die Wäsche zu einem guten Träger von Cholerakeim von einem Orte zum andern machen, wenn die damit getränkte Wäsche längere Zeit sich in einem inficirten Orte befindet.

Vielleicht sind Pilger und Soldaten nur deshalb so häufig Verbreiter von Cholera, weil sie aus inficirten Localitäten kommen, nicht weil sie selber krank und Erzeuger des Infectionsstoffes sind, sondern weil sie Träger von Wäsche und Kleidern sind, in denen sich der örtlich erzeugte Infectionsstoff besser als in reiner Wäsche conservirt und transportiren lässt. Wiederholt schon sind mir Fälle bekannt geworden, dass Personen mit eiternden chronischen Geschwüren, inficirte Orte verlassend, anderwärts schnell inficirend gewirkt haben, während so viele andere, denselben Ort verlassend, nicht die geringste Gefahr brachten [1]).

Man wird gut thun, die Verbreitung der Cholera durch die Excremente wieder ernstlich in Frage zu stellen, den Beweis von Neuem aufzunehmen und genauer als bisher zu führen, den Verkehr von einem Orte zum andern aufs Neue der genauesten und unbefangensten Zergliederung zu unterwerfen und alle seine einzelnen Theile auf die Möglichkeit zu prüfen, den Cholerakeim von einem Orte

---

[1]) Zeitschrift für Biologie Bd. V, S. 244 bis 250.

zum anderen zu führen. In Indien wird sowohl der Landverkehr als der Seeverkehr zahlreiche Gelegenheit dazu bieten. Man wird dort bei genauerer Forschung zahlreiche Fälle finden, in denen eine Verbreitung des Cholerakeims bei gegebener örtlicher, zeitlicher und individueller Disposition stattfindet und nicht stattfindet. Wenn man diese Fälle sorgfältig und wiederholt vergleicht, so wird sich wahrscheinlich bald ergeben, was nöthig ist, wenn Cholera durch den Verkehr verbreitet werden soll, und was mangeln muss, wenn sie durch den Verkehr nicht verbreitet werden soll.

Zunächst verspricht eine genauere Analyse des Schiffsverkehrs namentlich auf Schiffen, welche Truppen und Auswanderer führen, lohnende Aufschlüsse. Ich habe schon früher darauf aufmerksam gemacht[1]), wie selten Schiffe in den Quarantänen von Malta und Gibraltar Cholera an Bord gehabt oder verbreitet haben, dass es aber doch Schiffe giebt, welche, wie der „Greecian" und „Wyvern" in Malta, der „Renown" in Gibraltar, unzweifelhaft Cholerainfectionsstoff vom Lande her an Bord führen.

Von 35 Schiffen, welche 1865 vom 14. Juni bis 31. Juli in Malta von Alexandria ankamen und mit mehr als 2000 Passagieren in Quarantäne gingen, hatten nur zwei Cholera an Bord, „Wyvern" und „Greecian", so dass sie inficirend wirkten. Eine fortgesetzte exacte Beobachtung muss ergeben, was diese 2 von den 33 anderen Schiffen unterschied, was diese beiden Schiffe ausser ihren Passagieren noch in Alexandria geladen hatten. Sobald man das weiss, wird man auch wissen, auf welche Art die Cholera durch den menschlichen Verkehr verschleppt wird. Dass es durch die Excremente Cholerakranker geschieht, ist mir durch die Resultate der Quarantäne von Malta und Gibraltar bereits schon sehr zweifelhaft geworden.

Cunningham jun. und Lewis haben jetzt in Indien viele hundert Cholerastühle mikroskopisch untersucht, ohne nur im Geringsten etwas zu finden, was als Cholerakeim gedeutet werden könnte. Der neueste Bericht des Sanitary Commissioner bringt bereits die Untersuchungen von Lewis mit zahlreichen Abbildungen[2]) und dem Resultate[3]):

1. dass keine „Cysten" in Choleraausleerungen existiren, welche nicht auch unter anderen Bedingungen gefunden werden;

---

[1]) Zeitschrift für Biologie Bd. IV, S. 425 bis 441.
[2]) Sixth Report p. 125.
[3]) a. a. O. p. 164.

2. dass Cysten und „Sporangien" von Pilzen unter allen Umständen in Darmentleerungen nur sehr selten gefunden werden;

3. dass kein besonderer Pilz in den Cholerastühlen entdeckt worden ist und dass der von Hallier beschriebene Pilz gewiss nicht auf solche Stühle beschränkt ist;

4. dass die ruhigen und thätigen Zustände der beobachteten Thierchen dieser Krankheit nicht eigenthümlich sind, sondern in stickstoffhaltigen Materien auch ausserhalb des Körpers entstehen können;

5. dass die Flocken und Körperchen in Reiswasserstühlen nicht aus Epithelium bestehen, nicht aus seinem Zerfall, sondern dass ihre Bildung vom Erguss von Blutplasma abzuhängen scheint, und dass die von Parkes gefundenen eigenthümlichen Körperchen damit sehr genau übereinstimmen, sowohl in ihrem mikroskopischen als chemischen Verhalten, als auch in ihren Lebensäusserungen mit den Körperchen, deren Bildung in solchen Flüssigkeiten bekannt ist; sie sind im Allgemeinen in höherem oder geringerem Grade mit Blutzellen verbunden, auch wenn deren Gegenwart nicht vermuthet wird, besonders wenn die Krankheit einen tödtlichen Ausgang zu nehmen trachtet, wo man die letzteren häufig ganz die ersteren ersetzen sieht; und

6. dass der Thatbestand nicht hinreichend ist, anzunehmen, dass Vibrionen und ähnliche Organismen in grösserer Ausdehnung in den Entleerungen von mit Cholera behafteten Personen vorherrschen, als in den Ausleerungen von anderen Kranken und Gesunden, sondern dass die Vibrionen, Bakterien und Monaden (Mikrokokkus) ihrer Natur nach nicht eigenthümlich sein können, weil sie variiren, dass sie nicht das Product einer eigenthümlichen Verkettung von Umständen sein können, und dass nicht erwiesen ist, dass sie im Stande sind, zu einer eigenthümlichen Erscheinung Veranlassung zu geben.

Nach diesen Resultaten wird man sich nicht ermuthigt fühlen, die Hauptaufgabe der Forschung noch immer im Auffinden des Cholerakeimes in den Excrementen zu erblicken. Auch aus diesem Grunde könnte es zeitgemäss sein, wenn man entweder die Localisirung des Cholerakeims in den Excrementen versuchsweise aufgeben und eine andere Richtung einschlagen, oder wenn man eine neue Begründung dieser alten Thesis versuchen würde.

Den dritten und vierten Satz anlangend kann ich mich kürzer fassen. Wir haben lange genug die Cholera ein Kind des Bodens von Indien genannt, um endlich zuzugestehen, dass sie auch ausserhalb Indiens des Bodens nicht entbehren kann. Es ist gewiss un sere nächste Aufgabe, den Einfluss der Bodenverhältnisse jetzt mit allem Eifer zu studiren. Die Untersuchungen Bryden's bürgen dafür, dass Boden und Wasser in ihm bei der Cholera eine wesentliche Rolle spielen, y ist allerdings eine noch unbekannte Grösse, aber es existirt doch unzweifelhaft, so dass wir ohne jede Besorgniss, uns von unserem Ziele und Gegenstande zu entfernen oder Unnöthiges zu thun, an die Arbeit gehen können, welche darin bestehen muss, dieses y allmälig in seine einzelnen Bestandtheile, in bekannte Grössen aufzulösen.

Es ist allerdings unnütz, sich von etwas Unbekanntem schon voraus ganz bestimmte Vorstellungen zu machen, ja es kann für das wirkliche rechtzeitige Erkennen desselben sogar schädlich sein; aber es ist auch zugleich unmöglich, nach einem Ziele zu streben und sich gar keine Vorstellungen voraus zu machen. Es liegt in der menschlichen Natur, es zu thun, selbst auf die Gefahr hin, bei Ankunft am Ziele jedesmal sehr enttäuscht zu werden. Menschen mit Einbildungskraft machen unwillkürlich Gebrauch davon, und Menschen ohne Einbildungskraft finden eben nichts Neues. So macht man sich ja unvermeidlich auch von jedem Fremden, den man lange erwartet oder kennen lernen möchte, stets schon im Voraus ein Bild. Man darf darin aber auch nicht zu weit gehen. Wenn ein Fremder sein Incognito möglichst lange bewahren will, so ist ihm für diesen Zweck nichts dienlicher, als wenn die Leute von ihm sehr bestimmte, aber falsche Schilderungen in Umlauf setzen, oder wenn ein bestimmtes Thor bezeichnet wird, zu dem er hereinkommen, oder ein bestimmtes Haus, in dem er absteigen soll, und es zufällig doch anders ist. Ich möchte namentlich warnen, sich über die Beziehung des Cholerakeims zum Boden schon jetzt zu bestimmte Vorstellungen zu machen, z. B. dass der importirte Cholerakeim ein Pilz sein müsse, erst von der Oberfläche mehrere Fuss tief in den Boden, vielleicht gar bis ins Grundwasser hinabzusteigen, sich dort zu vermehren habe, dann vertausendfacht wieder aus dem Boden heraussteigen soll, um die Menschen anzufallen und zu erwürgen.

Ich möchte mir vorerst die örtliche und zeitliche Disposition y, welche mit vom Boden ausgeht, nur in ganz unbestimmter Weise, etwa wie eine Art Nahrung oder Futter für den Cholerakeim x, vorstellen, ohne welches dieser nicht lange leben kann, ohne welches er sich nicht vermehrt, sondern überall stirbt, wo er dies Futter nicht findet, wo man ihn ohne dieses Futter hinbringt, wo der Boden dieses Futter nicht hervorbringt. So sicher als es sein mag, dass der Boden und Wasser und Luft und auch organische Substanzen in ihm beim Choleraprocesse, so weit er örtlich ist, betheiligt sind, so steht doch bezüglich der Art und Weise der Betheiligung noch fast jede Möglichkeit offen. So überzeugt wir auch gegenwärtig schon sein mögen, dass y ein Product des Bodens ist, wenigstens unter unerlässlicher Mitwirkung des Bodens entsteht, so haben wir doch nicht das geringste Recht, das Zusammentreffen von x und y etwa auf den Ort der Entstehung des letzteren zu beschränken, den ganzen Process im Boden zu localisiren oder die Boden und Grundwasserverhältnisse selbst für y zu nehmen. y kann ein organisches Ding für sich sein, wie x selbst, dem es zur Nahrung dient; es kann, verschiedene Stadien der Entwicklung im Boden, selbst in tieferen Schichten desselben, durchlaufend, in einem reifen oder unreifen Zustande an die Oberfläche und was auf ihr steht, gelangen oder abgeliefert werden. Die menschlichen Wohnungen sind vielleicht Sammelplätze, eine Art von Scheunen dafür, in denen sich stellenweise mehr oder weniger y anhäuft, wo dann auch der Cholerakeim x mehr oder weniger Nahrung findet u. s. w., wenn er gebracht wird.

Ferner möchte ich darauf aufmerksam machen, dass die Beziehungen zwischen x und y sehr verschiedener Art sein können, dass y z. B. nicht bloss Nahrung für x, sondern auch noch mehr sein könnte. Es wäre möglich, dass aus der Wechselwirkung zwischen x und y nicht bloss eine Vermehrung von x, sondern auch ein drittes, ein z hervorginge, und dass erst z die Eigenschaft besässe, Choleraanfälle hervorzurufen, dass erst z das eigentliche Choleragift wäre. Bei einer andern Gelegenheit habe ich den Choleraanfall mit einem Alkoholrausch verglichen, den Cholerakeim mit dem Hefenkeim und das örtliche und zeitliche Substrat y mit einer Zuckerlösung, mit Most oder Bierwürze. Zum Rausch gehört nothwendig sowohl die Hefe als auch der Traubenzucker, obschon keines für sich trunken macht, sondern nur der Alkohol, der aus der Wechselwirkung beider entsteht. Ich habe daran erinnert, dass ebenso Rauschepidemien wie Choleraepidemien vorkommen würden, wenn der Hefenkeim nicht schon von jeher in der Luft aller Gährkeller vorhanden gewesen wäre, sondern auch erst in diesem Jahrhundert, wie der Cholerakeim von Indien aus, von einem Centralpunkte aus durch den menschlichen Verkehr zeitweise verbreitet würde. Most berauscht nie, nur gegohrener oder gährender Most, d. h. Wein. Wie Pasteur's Versuche beweisen, geht der Traubensaft ohne Hefenkeim nie in Gährung über, wird nie Wein. Man könnte sich nun vorstellen, dass in Gegenden mit Trauben seit unvordenklichen Zeiten Most, aber nie Wein erzeugt und getrunken wurde. Brächte nun zufällig der menschliche Verkehr einmal den ausländischen Hefenkeim in solche Orte und in ihren Most hinein, so würde dieser aufhören, das bisherige süsse, unschuldige Getränk zu sein, er würde zum berauschenden Gifte werden, und in den Orten, welche Most produciren, würde der Rausch zeitweise ebenso epidemisch sein, wie die Cholera in Orten, welche zeitweise y produciren.

Zu Zeiten, wo diese Orte keinen Most vorräthig haben, oder in Orten, wo überhaupt keine Trauben wachsen, könnte der menschliche Verkehr den Hefenkeim in grösster Menge einschleppen, die Menschen würden doch keine Räusche haben.

Vorläufig gestatten uns die Thatsachen noch beide Vorstellungen, sowohl dass y nur Nahrung oder Futter für x ist, als auch, dass es für den specifischen Keim x ein specifisches Substrat y zur Bildung eines specifischen Productes z, des eigentlichen Choleragiftes, ist, gleichwie die stoffliche Quelle des berauschenden Alkohols fast ausschliesslich und einzig der Zucker ist.

Nach der ersten Anschauungsweise kann die Cholerakrankheit durch den Genuss von x in einer bestimmten Menge n in disponirten Individuen hervorgerufen werden. Da sich x bis zu der erforderlichen Menge nx nur entwickeln und vermehren kann, wenn die nöthige Menge y vorhanden ist, so bildet y die quantitative Bedingung für Epidemien, während die qualitative Bedingung lediglich in der Natur von x ruht.

Im zweiten Falle würde das örtliche y gegenüber dem eingeschleppten x allerdings auch als quantitatives Moment, aber nicht bloss zu dessen Ernährung und Vermehrung dienen, sondern zugleich auch zum Entstehen eines dritten specifischen Factors z, welcher erst das eigentliche Krankheitsgift wäre, und nicht x, wie bei der ersten Annahme. Im ersten Falle wäre x das Choleragift und y hälfe es nur vermehren bis zur Menge n, wo es inficirend, wie erst eine gewisse Menge Alkohol berauschend wirkt. Im zweiten Falle repräsentirt y zwar auch die quantitative Seite des örtlichen Choleraprocesses, betheiligte sich aber auch an der Qualität des Giftes, welche nicht mehr in x schon enthalten wäre, sondern welche sich aus y unter dem Einflusse von x entwickelte.

Es kann uns vorläufig noch gleichgültig sein, welche von diesen Möglichkeiten wirklich ist, ich wollte nur darauf aufmerksam machen, dass man sich beim gegenwärtigen Stande unserer Kenntnisse vor allzu bestimmten und einseitigen Vorstellungen noch sehr zu hüten habe.

In Indien scheint mir die nächste Aufgabe zu sein, dieses Cholerafutter oder Substrat kennen zu lernen und deshalb eine grössere Anzahl von solchen Fällen, wie Rajmahál, Kassim und Naya Bazaar, überhaupt neben einander liegende immune und ergriffene Orte und Districte in verschiedenen Theilen des grossen Reiches, in den trockenen nördlichen wie in den nassen südlichen Districten aufzusuchen, genau zu untersuchen und unter einander zu vergleichen. Es wird sich bald ergeben, was constant und überall, und was wechselnd ist.

Wer einmal an den Einfluss des Bodens und Grundwassers aus allgemeinen Gründen glaubt, darf sich nicht irre machen lassen, wenn ihm auch Einiges vorkommt, was er sich in allen einzelnen Fällen nicht sofort von diesem Gesichtspunkte aus erklären kann. Wie lange hat man das Vorkommen der Cholera auf Schiffen, auf den Felsen von Malta und Gibraltar etc. als sichere Belege gegen den Einfluss des porösen Bodens betrachtet, und doch haben weiter geführte Beobachtungen und Untersuchungen die Grundlosigkeit und Oberflächlichkeit dieser Einwürfe leicht nachgewiesen. Wenn auf einem Schiffe während der Fahrt Cholerafälle vorkommen, ist jetzt die Frage ganz absurd, die früher so oft gehört wurde, wo auf einem Schiffe Boden und Grundwasser sind? Für die Cholerafälle auf dem „Renown" während seiner Fahrt von Gibraltar nach dem Cap der guten Hoffnung ist ganz augenscheinlich Boden und Grundwasser von Gibraltar maassgebend gewesen. Ebenso überflüssig ist es, wenn in einer Caserne, in einem Gefängnisse etc. ein ganz vereinzelter Cholerafall vorkommt, zu fragen, ob dieser allein ergriffene Mann einen anderen Boden, ein anderes Grundwasser unter sich hatte als alle übrigen? Fast mit demselben Rechte könnte man bezweifeln, ob das Getreide auf dem Felde wächst, wenn man hier und da eine einzelne Garbe irgendwo im Hause stehend findet und nicht in Erfahrung bringen kann, wie sie dahin gekommen ist. Auch da könnte man, auf den Fussboden deutend, mit wichtiger Miene fragen: wo ist da das Ackerland?

Die Dürftigkeit und Unbestimmtheit unseres Wissens vorläufig noch in diesen Dingen nach so vielen Seiten hin ist gewiss auch der natürliche Grund, warum alle Jene, deren Ideengang nur in bereits feststehenden Bahnen sich zu bewegen gewohnt ist, fast regelmässig in jedem vorkommenden speciellen Falle keinen Einfluss von Boden und Grundwasser wahrzunehmen im Stande sind.

Aus Mangel einer genauen Bekanntschaft mit allen Thatsachen der Verbreitung der Cholera fühlen sie sich nicht von vornherein genöthigt, einen Einfluss von Boden und Befeuchtung desselben in irgend einer Art anzunehmen, und sie stellen dann aus Mangel einer tieferen Einsicht in die Frage stets Proben an, welche negative Resultate liefern müssen, die zwar nichts beweisen, aber doch im Unglauben beruhigen und bestärken. Die meisten Gegner vom Einfluss des Bodens und Grundwassers machen sich erst ihre eigenen Vorstellungen und nehmen meist an: wenn die Porosität des Bodens, wenn gewisse Wechsel im Wassergehalte des Bodens bei Cholera und Typhus einen Einfluss hätten, so müsste sich das Auftreten und die Frequenz dieser Krankheit überall genau nach dem Grad der Porosität des Bodens und den Schwankungen des Grundwassers richten, und diese müssten den Gang dieser Krankheiten ebenso sicher anzeigen, wie das Steigen und Fallen eines Quecksilberthermometers das Steigen und Fallen der Wärme. Cholera und Typhus setzt gewiss sehr mannigfaltige Bedingungen voraus, Boden und Grundwasser sind nur zwei davon, und auch von diesen ist nicht anzunehmen, dass ihre wesentlichen Functionen nothwendig stets und überall in den gleichen äusseren Formen aufzutreten haben. Wer irrthümlicher Weise so einfache und constante Beziehungen zwischen Boden und Grundwasser und Cholera und Typhus voraussetzt, wie sie etwa zwischen der Temperatur der Luft und der Ausdehnung des Quecksilbers bestehen, der kann auch nur Irrthum bei der Beobachtung irgend eines gegebenen Falles finden, denn alle Prüfungen werden ihm ergeben, dass seine Voraussetzung nicht zutrifft. Nichts ist leichter, als etwas nicht zu finden, und man darf nicht immer glauben, dass in einem musikalischen Instrumente desshalb keine Harmonie liege, oder dass es falsch gestimmt sei, weil es gelingt, falsche Töne oder Dissonanzen damit hervorzubringen. Wer so denkt, läuft allerdings keine Gefahr, eine neue Lehre aufzustellen, die sich als falsch erweisen könnte, er ist aber auch nicht fähig, eine neue Bahn für thatsächliche Erkenntniss und praktischen Fortschritt zu brechen. Solche Verneinungen nützen übrigens doch mehr, als sie schaden. Wer eine noch nicht ganz enthüllte Wahrheit nicht zu erkennen vermag, vermag sie deshalb noch lange nicht umzustossen oder in ihrer allmäligen Entwickelung aufzuhalten, hingegen macht er häufig auf einen Punkt aufmerksam, welchen festzustellen das Verdienst eines anderen wird.

Neben genauen Untersuchungen über Bodenbeschaffenheit,

Porosität, Wasserdichtigkeit und Wasserdurchlässigkeit sind fortlaufende Untersuchungen über Grundwasserschwankungen, Bodentemperatur, Regenmenge und Lufttemperatur an jedem Orte an-
zustellen, wo man die Cholerafrequenz studiren will. Namentlich
sind die Untersuchungen über Bodentemperatur nicht zu vernach-
lässigen, worauf Delbrück zuerst aufmerksam gemacht und was
Pfeiffer in Weimar weiter verfolgt hat.

Ausserdem ist den organischen Processen im Boden überhaupt mehr Aufmerksamkeit zu schenken als bisher. Seit die
Untersuchungen von Huxley und Häckel auf das Leben in der
Tiefe des Meeres aufmerksam gemacht haben, und jene Classe
von organischen Bildungen, die weder Pflanze noch Thier zu sein
scheinen, die Protisten und Moneren, aufgefunden wurden, liegt es
nahe, nicht nur im Meeresgrunde, sondern auch im Grund und
Boden überhaupt darnach zu suchen. Cunningham und Lewis
haben bereits den Boden mehrerer indischen Choleraorte auf solche
Moneren untersucht und sie nach einigen Tagen unter dem Einflusse des Wassers stets entstehen sehen. Wenn diese Forscher
auch in der kurzen Zeit sofort noch gar nichts Specifisches für
die Cholera im Boden gefunden haben, so ist es doch kaum zu
bezweifeln, dass ein Zusammenhang besteht und nach längerer
Untersuchung auch nachgewiesen werden wird. Daf der Zusammenhang der Verbreitung der Cholera mit Bodenverhältnissen
als eine ebenso unläugbare Thatsache in Indien erscheint, wie
die Verbreitung des Cholerakeimes durch den Verkehr in Europa,
so muss nun ebenso ernstlich an eine genaue Analyse der Bodenverhältnisse, wie der Verkehrsverhältnisse gegangen werden. Dass
selbst in einem ganz unfruchtbar scheinenden Boden organische
Processe vor sich gehen, welche ihre zeitweisen Stadien durchlaufen,
hat mich in neuester Zeit eine Reihe von Untersuchungen über den
Kohlensäuregehalt des Münchner Geröllbodens belehrt. Luft aus
der Tiefe von 14 Fuss unter der Oberfläche eines ganz vegeta-
tionslosen Geröllbodens zeigt durchschnittlich mindestens $4^1/_2$
pro mille Kohlensäure. Mehr Kohlensäure ist in der Luft unserer
Schulen und Casernen, in der so viele Menschen athmen, auch
nicht enthalten. Ich werde hierüber bei einer anderen Gelegenheit Näheres mittheilen.

Nach dem, was ich bereits oben über den Unterschied der individuellen Disposition zwischen Europäern und Hindus, ferner
über die Cholera auf Schiffen und den Einfluss des Trinkwassers
mitgetheilt habe, finde ich es nicht nöthig, den Sätzen fünf, sechs

und sieben noch weitere Bemerkungen beizufügen. Ich will nur noch zwei Missverständnisse berichtigen, welche in Macnamara's Werk über Cholera enthalten sind und speciell mich betreffen. Macnamara citirt Seite 298 seines Werkes eine Stelle aus einem Briefe von mir an Professor Parkes, welche an einer fehlerhaften Uebersetzung meines deutsch geschriebenen Briefes ins Englische leidet. Macnamara lässt mich sagen: Nothing is more antagonistic (destructive) to the cholera in Calcutta than the cessation of the rainy season in August and the fresh free air, d. h. Nichts ist der Cholera in Calcutta feindlicher, als das Aufhören der Regenzeit im August und die frische freie Luft, und schliesst daraus, als hielte ich die Luft im August in Bengalen für kühl und erfrischend. Ich sagte, dass mir der Cholerakeim weder im Wasser noch in der Luft zum Cholerainfectionsstoffe zu reifen scheine, und berief mich zur Bestätigung darauf, dass am Ende der Regenzeit, wo der Boden gerade das meiste Wasser hat und am nassesten ist, in Calcutta die wenigste Cholera vorkomme, ferner dass auch die frische freie Luft, d. h. ungehinderter Luftzutritt oder eine gute Ventilation der Cholera feindlich ist, dass also viel Luft der Cholera ebenso ungünstig sein kann, wie viel Wasser. Damit wollte ich nicht sagen, wie Macnamara meint, dass ich die Luft im August und September in Calcutta für eine kühle, erfrischende Luft halte. .

Macnamara findet ferner [1]) meine Ansichten wesentlich identisch mit denen, welche Bayer in Henke's Zeitschrift für Staatsarzneikunde 1832 (im 17. Ergänzungshefte Seite 121) ausgesprochen hat. Es sei mir gestattet, hierzu einige berichtigende Bemerkungen zu machen. Der ganze Titel der citirten Abhandlung heisst: „Verlauf der Cholera morbus im Jahre 1831. Untersuchungen über Entstehung und Verbreitung dieser Epidemie. Vom K. Bayer. Rittmeister Bickes in Büdingen." Der Autor heisst also nicht Bayer, sondern Bickes, die Worte K. Bayer. sind nur die abgekürzte Schreibweise für königlich bayerischen [2]). Obschon ich für meine Ansichten nie eine Priorität beansprucht; sondern immer nur einfach darnach gestrebt habe, die schon in Jameson's Bericht von 1817 fast vollständig ent-

---

[1]) a. a. O. p. 379.

[2]) Für nicht deutsche Leser sei bemerkt, dass „Rittmeister" einen militärischen Rang in einem Cavallerieregimente bezeichnet, denselben, welchen ein Hauptmann in einem Infanterieregimente einnimmt.

haltenen Thatsachen der Choleraverbreitung, worunter auch die
zeitweise Vorliebe der Epidemien für gewisse Fluss- und Drainage-
gebiete gehört, besser verstehen zu lernen, so kann ich doch die
Existenz einer Bayer- oder Bickes- Pettenkofer'schen Theorie
nicht anerkennen, weil meine Ansichten denen von Bickes ganz
entgegengesetzt sind. Die Ansichten von Bickes haben viel mehr
Aehnlichkeit mit den Ansichten von Dr. Snow, dem Schöpfer der
Trinkwasser-Theorie, als mit den meinigen, denn Bickes glaubt,
nur das Wasser sei Träger des Cholerainfectionsstoffes, das Cho-
leramiasma wachse im Wasser, verbreite sich in dem Wasser und
durch das Wasser, werde im Wasser genossen und dünste mit dem
Wasser aus. Bickes beantwortet in einem besonderen Abschnitte
seiner Abhandlung S. 190: „Beobachtungen über die nachtheiligen
Wirkungen des Wassers" — sogar die Frage: „Warum trifft die
Cholera hauptsächlich die niedere Volksclasse?" schon ganz im
Sinne von Snow: „Weil jene nichts als Wasser zum Trinken
hat, und diese aber dessen wenig oder gar keines, dafür aber
Wein, Kaffee, Thee etc. geniessen." Bickes erblickt ebenso wie
Snow das für Epidemien unentbehrliche örtliche und zeitliche
Moment im Wasser, in seinem Genuss als Flüssigkeit oder als Aus-
dünstungen. Snow hatte zur Theorie von Bickes nur noch hin-
zuzufügen, dass er glaube, die Verpflanzung des Cholerakeimes
ins Wasser werde ausschliesslich durch die Excremente Cholerakranker vermittelt.

Nach Bickes verbreiten wesentlich die Fahrzeuge auf Flüssen und Canälen „als künstliche Gestade" die Krankheit nach
den einzelnen Ländern der Welt; in stehenden Gewässern finde
das Miasma die meiste Gelegenheit und Ruhe zu seiner Vervielfältigung; im Gebirge gäbe es weniger Cholera, weil es dort auch
weniger Sümpfe und schiffbare Flüsse gäbe [1] u. s. w. Wer meine
Untersuchungen über die Verbreitung der Cholera 1854 in Bayern
im Original kennt, dem können die Beweise nicht entgangen sein,
welche ich S. 310 des Hauptberichtes gegen die Verbreitung der
Choleraepidemien durch den Lauf der Flüsse, sowie S. 257 gegen
den von Bickes als nothwendig angenommenen Einfluss der
Sümpfe beigebracht habe.

---

[1] Eine Reihe von anonymen, nur mit S. unterzeichneten, gut geschriebenen Artikeln im Sinne der Ansichten von Bickes findet sich in: Allge-
meiner Anzeiger und Nationalzeitung der Deutschen. Jahrgang 1831. Go-
tha, in den Nummern: 143, 176, 189, 216, 236, 245, 257, 291 und 304.

Macnamara führt von Seite 72 bis 77 seines Werkes an, was K. Bayer über die Verbreitung der Cholera in Europa 1832 geschrieben, und welche Schlüsse über die Aetiologie der epidemischen Krankheit Bayer daraus gezogen hat. Hätte Macnamara sich die weitere Frage gestellt, wie sich diese Schlüsse im späteren Verlauf der Choleraepidemien bewährt haben, so hätte er in der Antwort auch die Erklärung dafür gehabt, warum die Theorie von Bayer oder eigentlich Bickes so schnell in Vergessenheit gerathen ist. Bickes liess sich aus der Verbreitung der Cholera im ersten Jahre ihres Auftretens in Europa zu dem voreiligen Schlusse verleiten, dass die Krankheit auch künftig die gleichen Schauplätze einhalten, und die das erstemal gemiedenen Gegenden auch künftig stets meiden werde, was bekanntlich nicht der Fall war.

Was Bickes mit Snow und mir gemein hat, ist die Ueberzeugung, welche gegenwärtig wohl die Meisten haben, dass die Cholera keine direct ansteckende Krankheit ist, sondern zu ihrer Vervielfältigung stets eines örtlichen Mediums bedarf, wenn ein eingeschleppter Fall eine Epidemie hervorrufen soll.

Möge nun die neuerwachte Thätigkeit, die Ursachen der Cholera in Indien wissenschaftlich zu erforschen und festzustellen, nicht bald wieder erlahmen, sondern in so erfreulicher Weise andauern, wie sie in neuester Zeit erst wieder begonnen hat. Zuletzt wird es gelingen, die Menschheit von dieser Geissel entweder ganz zu befreien, oder doch ihre verheerende Gewalt in sehr enge Grenzen einzuschliessen. Die Mittel zu diesem praktischesten der Endziele können nur in der Vermehrung unseres Wissens gesucht werden, nicht bloss in der Fortsetzung der bisher ganz zufällig gehandhabten und meist erfolglos gebliebenen, kostspieligen sogenannten praktischen Maassregeln. Wenn nur einige Procente von dem, was Cordone und Quarantänen, ohne den geringsten Erfolg zu bringen, schon gekostet haben und noch kosten werden, auf die Vermehrung unseres thatsächlichen Wissens über die Aetiologie der Cholera verwendet würden, würden wir bald nicht mehr in dieser ganz rathlosen Lage sein, in der wir uns jetzt noch befinden.

Nirgend ist der vielgebrauchte Satz mehr am Platze, als eben hier: „Im Wissen liegt die Macht."

Handbuch
der
systematischen Anatomie des Menschen.

Von
Dr. J. Henle,
Professor der Anatomie in Göttingen.

In drei Bänden.
Mit zahlreichen mehrfarbigen in den Text eingedruckten Holzstichen.
Royal-Octav. Fein Velinpap. geh.

Professor Henle's Handbuch der systematischen Anatomie des Menschen
erscheint in drei Bänden, von denen der erste Band in drei und der dritte
Band in zwei Abtheilungen zerfällt.

Die Bände und deren Abtheilungen enthalten und werden enthalten:
Ersten Bandes erste Abtheilung (3. Aufl.):
Die Knochenlehre (bereits erschienen). Preis 1 Thlr. 15 Sgr.
Ersten Bandes zweite Abtheilung:
Die Bänderlehre (bereits erschienen). Preis 1 Thlr. 10 Sgr.
Ersten Bandes dritte Abtheilung (2. Aufl.):
Die Muskellehre (bereits erschienen). Preis 2 Thlr. 10 Sgr.
Zweiter Band:
Die Eingeweidelehre. In drei Lieferungen (bereits erschienen).
Preis jeder Lieferung 2 Thlr. 10 Sgr.
Dritten Bandes erste Abtheilung:
Die Gefässlehre (bereits erschienen). Preis 4 Thlr.
Dritten Bandes zweite Abtheilung:
Die Nervenlehre.

Handbuch der allgemeinen und speciellen
Arzneimittellehre und Receptirkunst
von
Dr. Bernhard Schuchardt,
Privatdocenten der Medicin an der Universität zu Göttingen.
Royal-Octav. Satinirt. Velinpap. geh. Preis 3 Thlr. 10 Sgr

Anleitung zur Ausmittelung der Gifte
und zur
Erkennung der Blutflecken bei gerichtlich-
chemischen Untersuchungen.
Von
Dr. Fr. Jul. Otto,
weil. Medicinalrath und Professor der Chemie in Braunschweig.
Vierte Auflage.
Nach dem Tode des Verfassers herausgegeben und durch einen
Nachtrag vermehrt
von
Dr. Robert Otto,
Medicinalassessor, Professor der Chemie und Pharmacie am Collegio Carolino
in Braunschweig.
Für Chemiker, Apotheker, Medicinalbeamte und Juristen;
Leitfaden in Laboratorien und bei Vorträgen.
Mit in den Text eingedruckten Holzstichen.
gr. 8. Fein Velinpapier. geh. Preis 20 Sgr.

Verlag von Friedrich Vieweg und Sohn in Braunschweig.

Sprache und Ohr.

Akustisch-physiologische und pathologische Studien

von

Dr. Oskar Wolf,

Ohrenarzt in Frankfurt a. M.

Mit in den Text eingedruckten Holzstichen und einer farbigen Tafel.

gr. 8. Fein Velinpapier. geh. Preis 2 Thlr.

Handbuch der operativen Chirurgie

von

Dr. Julius von Szymanowski,

weiland Professor in Kiew.

Deutsche Ausgabe von dem Verfasser und Prof. Dr. C. W. F. Uhde
in Braunschweig.

Erster Theil.

Mit 743 in den Text eingedruckten Holzstichen. gr. 8. Fein Velinpapier. geh.
Preis 3 Thlr. 15 Sgr.

Ophthalmiatrik.

Nach den neuesten Forschungen für das Studium und die Praxis

bearbeitet von

Carl Hermann Schauenburg,

Königl. Kreisphysicus in Quedlinburg,
prakt. Arzte, Dr. der Medicin und Chirurgie, früherem Privatdocenten und erstem Assistenz-
arzte der chirurg. augenärztlichen Klinik zu Bonn, der K. K. Leopoldinischen Carolinischen
Akademie der Naturforscher und vieler anderen gelehrten Gesellschaften
correspondirendem, wirklichem und Ehrenmitgliede.

Mit 41 in den Text eingedruckten Holzstichen.

Fünfte Auflage.

gr. 8. Fein Velinpapier. geh. Preis 2 Thlr. 10 Sgr.

Deutsche Vierteljahrsschrift

für

öffentliche Gesundheitspflege.

Herausgegeben von

Geh. Rath Dr. Esse in Berlin, Dr. Göttisheim in Basel,
Baurath Hobrecht in Berlin, Professor A. W. Hofmann in Berlin,
Prof. v. Pettenkofer in München, Generalarzt Dr. Roth in Dresden,
Dr. Friedr. Sander in Barmen, Dr. G. Varrentrapp in Frankfurt a. M.,
Dr Wasserfuhr in Stettin, Oberbürgermeister v. Winter in Danzig.

Redigirt von

Dr. Georg Varrentrapp.

Mit in den Text eingedruckten Holzstichen und beigelegten Tafeln.
Royal-Octav. Fein Velinpapier. geh.

Erster Band (in 4 Heften). Preis 4 Thlr. 12 Sgr.
Zweiter Band (in 4 Heften). Preis 4 Thlr. 6 Sgr.
Dritter Band. Erstes Heft. Preis 1 Thlr. 5 Sgr.